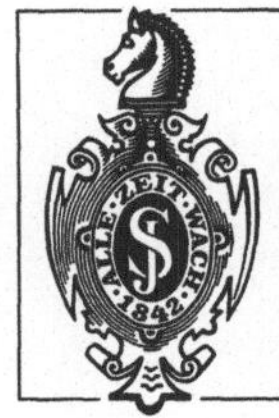

Martin Escher

Entwicklung der Hypertoniemortalität und des Antihypertensiva-Verbrauchs in der Schweiz

Mit 27 Abbildungen

Springer-Verlag
Berlin Heidelberg New York 1977

Dr. med. Martin Escher
CH-8505 Pfyn

ISBN-13:978-3-540-08545-4 e-ISBN-13:978-3-642-93077-5
DOI:10.1007/978-3-642-93077-5

2123/3130-543210

Vorwort

Die folgende epidemiologische Arbeit untersucht den Verlauf der Mortalität an Hypertonie in der Schweiz und des Verbrauchs an blutdrucksenkenden Medikamenten. Bei der weiten Verbreitung der Hypertonie und deren Bedeutung für die Entstehung von Herzkreislaufkrankheiten und Hirngefässkomplikationen erschien der Versuch angezeigt, von der Epidemiologie ausgehend Aufschluss über die Wirksamkeit der antihypertensiven Behandlung zu erhalten.

Die Analyse stützt sich auf Daten, die mehrere Institutionen zur Verfügung stellten, insbesondere danke ich dafür Herrn A. Gross, Eidgenössisches Statistisches Amt, Bern, dem Institut für Medizinische Statistik IMS, Zug, und dem IHA Institut für Marktanalysen AG, Hergiswil.

Prof. F. Epstein und Prof. M. Schär, Zürich, sowie Dr. R. Bruppacher, Dr. R. Bucher, Dr. S. P. Afeiche und Dr. R. Schmidt, Basel, danke ich für wertvolle Kritik und Anregungen.

Speziellen Dank richte ich an die Pharma Information, Basel, die die Studie ermöglichte.

Fräulein A. Podschadly, Sekretärin des Interdisziplinären Forschungszentrums für die Gesundheit, St. Gallen, danke ich für die sorgfältige Niederschrift des Manuskripts und die Reinzeichnung der Abbildungen, und der Bibliothekarin, Fräulein B. Wettstein, für die Mithilfe beim Zusammenstellen der Literatur.

8505 Pfyn, August 1977 M. Escher

Vorwort

Inhaltsverzeichnis

Abbildungsverzeichnis

Tabellenverzeichnis

Die Blutdruckerhöhung ist eine der häufigsten Erkrankungen und gilt als einer der hauptsächlichen Risikofaktoren für schwere, oft letale Gefässkomplikationen. In industrialisierten Ländern liegt die Prävalenz um 15 %, mit einer beträchtlichen Dunkelziffer nicht erfasster Hypertoniker.

Vier Fünftel der Hochdruckpatienten leiden an einer sogenannten Essentiellen Hypertonie. Die übrigen Hypertonieerkrankungen werden als sekundäre Formen bezeichnet, das heisst als Folge einer zugrunde liegenden Krankheit, beispielsweise einer Nierenschrumpfung oder einer Nebennierengeschwulst. Für die Aetiologie der weitaus häufigsten Form, der Essentiellen Hypertonie, werden mehrere, heute jedoch noch grössten Teils unbekannte Faktoren angenommen. I. H. Page stellte diese Hypertonieform anhand seiner Mosaiktheorie als Steuerungskrankheit dar, indem das Zusammenspiel der einzelnen Steuermechanismen in dem Mosaik-Achteck gestört ist (Abbildung 1).

Die Behandlung der Hypertonie als einer der Risikofaktoren für ischämische Herz-Kreislauf-Krankheiten ist ein Hauptanliegen der vorbeugenden Medizin. Als normoton werden entsprechend der WHO-Klassifikation systolische Werte unter 140 mmHg und diastolische Werte unter 90 mmHg angesehen, als Grenzwerte systolisch 140 - 159 mmHg und/oder diastolisch 90 - 94 mmHg, und als hyperton systolische Werte von 160 mmHg und höher und/oder diastolische Werte von 95 mmHg und höher.

Hypertonie:	systolisch	≥ 160 mmHg
und/oder	diastolisch	≥ 95 mmHg
Grenzwerte:	systolisch	140 - 159 mmHg
und/oder	diastolisch	90 - 95 mmHg
Normotonie:	systolisch	$<$ 140 mmHg
und	diastolisch	$<$ 90 mmHg

Abbildung 1: Mosaik der Steuermechanismen, I. H. Page*

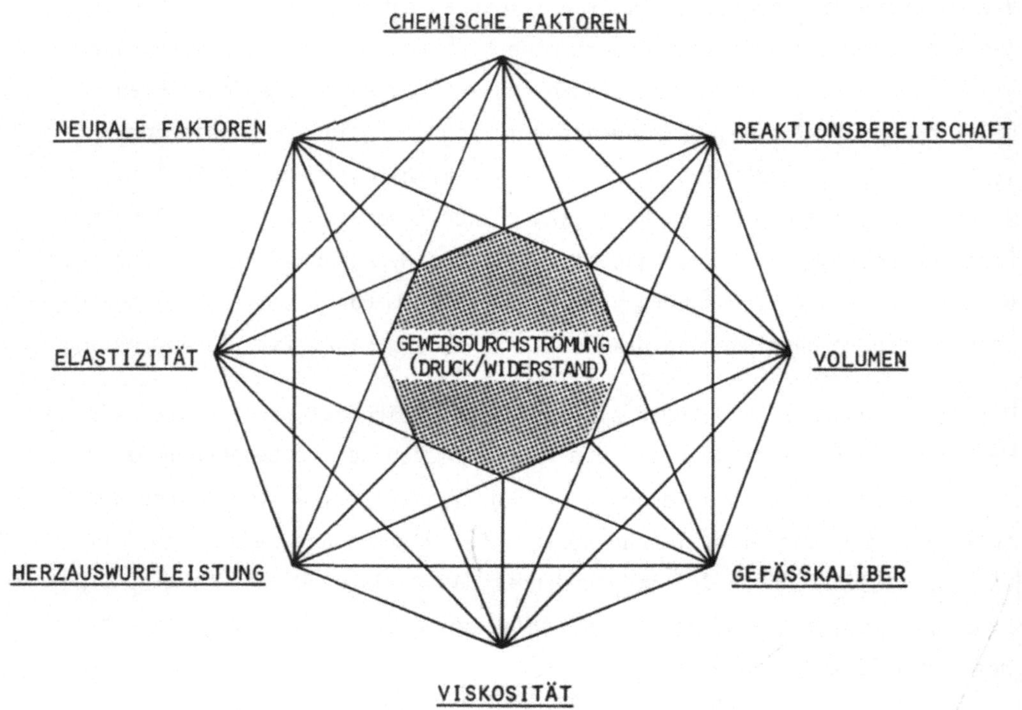

Auf die Korrelation zwischen Blutdruckerhöhung und Verminderung der Lebenserwartung hatten die Resultate der Metropolitan Life Insurance hingewiesen (1). Die Wahrscheinlichkeit, im Laufe eines Jahres einen Tod an Herz-Kreislauf-Krankheit (Koronarkrankheit, Hirnschlag, Herzinsuffizienz) zu erleiden, ist für hypertone Männer und Frauen im Alter von 45 - 74 Jahren fast 3 mal höher als für gleichaltrige Personen mit normalem Blutdruck (1 600 gegenüber 580 Todesfällen pro 100 000 Einwohner) (2). Abbildung 2 zeigt die erniedrigte Lebenserwartung bei Hypertonie.

*) Abbildung aus Clinician, Searle-Monographie (1973), übernommen aus: The Mosaic Theory of Hypertension: An International Symposium, Berne, Hrsg. K. D. Bock, P. T. Cottier, Springer Verlag, Berlin (1960).

Abbildung 2: Verminderung der Lebenserwartung bei Hypertonie (in % ausgedrückt) nach Holzgreve*

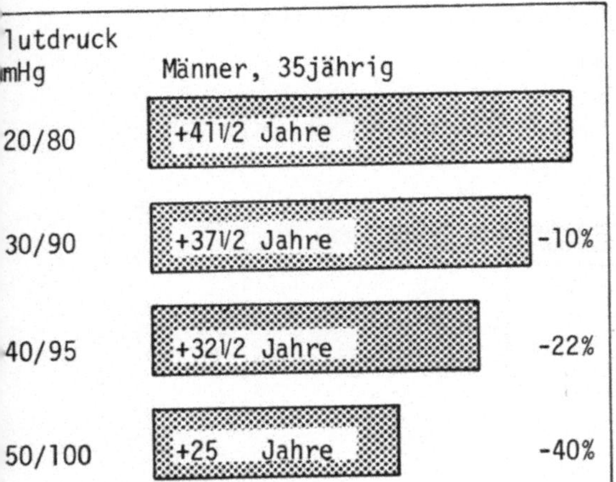

Blutdruck
mmHg
Männer, 55jährig
120/80
+23 1/2 Jahre
130/90
+22 1/2 Jahre
- 4%
140/95
+19 1/2 Jahre
-17%
150/100
+17 1/2 Jahre
-26%

*) Holzgreve, H., Internist 14, 313 (1973)

Die Wirksamkeit der Pharmakotherapie bei diastolischer Blutdruckerhöhung

Kontrollierte Untersuchungen bestätigen, dass die Hypertoniebehandlung bei 45 - 70-jährigen Männern mit diastolischem Blutdruck über 100 mmHg die Häufigkeit von Blutdruckkomplikationen verringert (3, 4) (Tabelle 1).

Tabelle 1: Komplikationen bei 194 unbehandelten und 186 behandelten Hochdruckpatienten in 5 Jahren*

Klinische Daten	unbehandelte Patienten	behandelte Patienten
mittl. Alter (Jahre)	49,2	48,1
mittl. diastol. RR (mm Hg)	104,7	103,8
mittl. systol. RR (mm Hg)	165,1	162,1
Komplikationen	56 (28,9 %)**	22 (11,8 %)**
Apoplektischer Insult	20	5
Koronare Herzerkrankung	13	11
Herzinsuffizienz	11	0
Niereninsuffizienz	3	0
akzelerierte Hypertonie	4	0
sonstige Komplikationen	5	6
davon Todesfälle	19	8

(nach Veterans Administration Cooperative Study)

*) Th. Dissmann, in: Risikofaktoren - Beeinflussung durch Lebensführung und Medikamente, Boehringer Mannheim GmbH, Mannheim (1973), Seite 29, Podiumsgespräch 16. 2. 1973, Berlin.

**) Nach Life Table Methode hoch signifikant

Wirksamkeit der medikamentösen Behandlung bei diastolischen Werten 95 - 100 mmHg und bei Grenzwerten

Um die Wirksamkeit der blutdrucksenkenden Therapie bei Grenzwerten von 90 - 95 mmHg und bei Hypertonie von diastolisch 95 - 100 mm durch randomisierte kontrollierte Studien zu prüfen, wären nach A. L. Cochrane grosse Gruppen von Patienten notwendig, die aus einer beträchtlichen Zahl von Untersuchten zufällig ausgewählt und über längere Zeit beobachtet werden müssten. (5)

Nach F. H. Epstein sind aus den bisherigen Forschungsprojekten, wie der Veterans Administration Cooperative Study, "bereits so sprechende Resultate" vorhanden, "dass zumindest in den USA die Führung einer völlig unbehandelten Kontrollgruppe im 'Hypertension Detection and Follow-up Program' als unzulässig betrachtet wird". (6)

Im Zusammenhang mit dieser Frage nach der Wirksamkeit der blutdrucksenkenden Therapie erscheint es wesentlich, den Verlauf der Mortalität an hypertensiven Krankheiten zu analysieren. Es wäre zu untersuchen, ob die Sterblichkeit an Hypertonie abgenommen hat und ob allenfalls ein Rückgang der Mortalität auf eine Wirksamkeit der Behandlung hinweist und damit als indirekter Weg Schlüsse auf den Effekt der blutdrucksenkenden medikamentösen Therapie zulässt.

Damit lagen der folgenden epidemiologischen Untersuchung die Hypothesen zugrunde:

> Die Sterblichkeit an Hochdruckkrankheiten hat in der Schweiz abgenommen.
>
> Dieser Rückgang der Hypertoniemortalität steht mit der Einführung und dem Verbrauch von blutdrucksenkenden Medikamenten in einem kausalen Zusammenhang.

Mortalität *

Ueber die Morbidität infolge von Hochdruckkrankheiten sind in der Schweiz Daten erst aus den letzten Jahren verfügbar. Umso wichtiger sind die Angaben über die Entwicklung der Mortalität an Hypertonie, da diese Zahlen dank der Todesursachenstatistik des Eidgenössischen Statistischen Amtes weiter zurückverfolgt werden können.

Die Jahre 1951 bis 1968 umfassen die Periode, während der die Schweizerische Nomenklatur der Todesursachen 1951 zur Anwendung kam. Blutdruckanomalien fallen dabei unter das Kapitel 7, Krankheiten der Kreislauforgane. (7) Folgende Nummern wurden der Hypertonie zugeordnet:

Nr. 435 Essentielle Hypertonie mit Herzerkrankung
Nr. 436 Essentielle Hypertonie ohne Angabe von Herzkrankheit
Nr. 437 Uebrige Hypertonie mit Herzerkrankung
Nr. 438 Uebrige Hypertonie ohne Angabe von Herzkrankheit

Nach persönlicher Mitteilung von A. Gross vom Eidgenössischen Statistischen Amt schien bei den Aerzten die Neigung zu bestehen, bei der Klassifizierung mehr auf die Grundkrankheit einzugehen: Zum Beispiel wurden Sterbefälle an Hypertonie durch Arteriosklerose eher der Arteriosklerose zugeordnet, oder Todesfälle an Hypertonie, bei welchen die Nieren ursächlich beteiligt waren, eher als Nierenläsion eingereiht.

Dies belegt die Schwierigkeiten, eine Todesursachen-Klassifikation allgemein durchzusetzen und vergleichbar zu machen.

Bisher wurde anlässlich der Volkszählung die Schweizerische Nomenklatur der Todesursachen alle 10 Jahre revidiert. 1960 verzichtete man jedoch darauf, da das Eidgenössische Statistische Amt damals plante, sobald als möglich die Internationale Nomenklatur ICD (International Classification of Diseases) zu übernehmen. Ab 1969 kam somit die Internationale Klassifikation der Krankheiten und Todesursachen (8) zur Anwendung. Die Hypertonie befindet sich im Kapitel VII, Krankheiten des Kreislaufsystems:

---

*) Dank der freundlichen Unterstützung durch Herrn A. Gross vom Eidgenössischen Statistischen Amt war es möglich, Angaben über die Mortalität an Hypertonie in der Schweiz für die Jahre 1942 bis 1975 zu erhalten.

Klassifizierung der Hypertonie ICD 400 - 404

Internationale Klassifikation der Krankheiten und Todesursachen, ergänzt für den schweizerischen Gebrauch ab 1969, 8. Revision (Eidgenössisches Statistisches Amt, Bern 1970), S. 62

Hypertonie (400 - 404)
Um die Vergleichbarkeit mit der schweizerischen Nomenklatur von 1951 zu wahren, sind für die Schlüsselung der Rubriken 400 - 438 (exkl. 400.3, 401, 403, 404, 420 - 422, 425 und 429) an fünfter Stelle folgende Zusatznummern notwendig:

---.-.0 ohne Arteriosklerose (Abkürzung bei Vergleichsnummer: o. A.)

---.-.1 mit Arteriosklerose (Abkürzung bei Vergleichsnummer: m. A.)

400	Maligne Hypertonie (Diese Rubrik umfasst alle Affektionen von 401-404, wenn sie als bösartig bezeichnet sind)		
	.0	Ohne Angabe einer Organschädigung	(o. A. 438), (m. A. 420)
	.1	Mit Herzerkrankung (inkl. der unter 427-429 aufgeführten Krankheiten mit Angabe eines bösartigen Bluthochdruckes)	(o. A. 437), (m. A. 420)
	.2	Mit Gehirnläsion (inkl. der unter 430-438 aufgeführten Krankheiten mit Angabe eines bösartigen Bluthochdruckes)	(o. A. 438), (m. A. 419)
	.3	Mit Nephropathie (inkl. der unter 580-584, 593.2 und 792 aufgeführten Krankheiten mit Angabe eines bösartigen Bluthochdruckes)	(678)
	.9	Mit mehreren Organschädigungen	(o. A. 438), (m. A. 420)
401	Essentielle benigne Hypertonie		
	.0.2	Ohne Herzerkrankung	436
	.0.3	Mit Herzerkrankung	435
402	Hypertonie mit Herzerkrankung		(o. A. 437), (m. A. 420)
403	Hypertonie mit Nephropathie		(674)
404	Hypertonie mit Kardiopathie und Nephropathie		(678)

Dass die absoluten Zahlen vor 1968 und nach 1969 kaum miteinander vergleichbar sind, zeigen die grossen Unterschiede 1968/69 beim Wechsel von der Schweizerischen Nomenklatur der Todesursachen 1951 - 1968 zur Internationalen Klassifikation der Krankheiten und Todesursachen ab 1969. Wesentlicher erscheint daher, ob sich in beiden Beobachtungsperioden die Mortalität an Hypertonie ähnlich verändert hat. Die Analyse der Daten von 1951 - 1968 und 1969 - 1975 zeigt, wie die folgenden Abbildungen und Tabellen belegen, für beide Perioden eine Abnahme der Sterblichkeit an Hochdruckkrankheiten (Tabellen 2 - 20). (9, 10)

Nach 1951 stieg die Anzahl Hypertonietodesfälle von 2149 auf 2956 im Jahre 1957, sank dann aber bis 1968 auf 2092. Im folgenden Jahr - nun aufgrund der neuen Klassifizierung - starben 1537 Personen an Hochdruck (Abb. 3). Im 6-Jahres-Zeitraum 1969 - 1974 verringerte sich dann die Zahl der Sterbefälle an Essentieller Hypertonie ohne Herzerkrankung um mehr als zwei Drittel, an Essentieller Hypertonie mit Herzerkrankung sogar um drei Viertel (Tab. 15). Die rohe Mortalität hatte dabei von 1942 - 1957 ziemlich gleichmässig zugenommen, verringerte sich anschliessend bis 1960 um ein Viertel und sank dann langsam bis 1968. Im Laufe der nun folgenden ICD-Periode 1969 - 1974 verringerte sich die rohe Mortalität um ein Viertel (Abb. 4, Tab. 15).

Die altersberichtigten Sterbeziffern wurden nach der direkten Methode berechnet, bezogen auf die Bevölkerung der Schweiz von 1950 als Standardpopulation. Die altersberichtigte Sterberate betrug 1951 45 pro 100 000 Einwohner und sank bis 1968 auf 30,6, d.h. um ein Drittel. Von 1969 an nahm sie bis 1974 erneut um ein Drittel ab (von 21 auf 14,5), stieg dann aber 1975 wieder an (auf 17,9).

Die Abbildungen 5 und 6 zeigen die Entwicklung der Hypertoniemortalität nach Altersgruppen und Geschlecht. In semilogarithmischer Darstellung verlaufen die Kurven der drei Altersstufen bei erster Betrachtung ähnlich: Einem Anstieg der Mortalität im Zeitraum 1942 - 1951 folgen ein mehr oder weniger plateauförmiger Verlauf respektive zum Teil eine leichte Abnahme bis 1957 und dann ein Absinken bis 1968. Während die alterspezifische Sterberate für Frauen im beobachteten Abschnitt 1942 - 1945 deutlich höher war als für Männer, lag sie in der Periode 1946 - 1949 etwas tiefer als diejenige der Männer, übertraf aber letztere in den folgenden Jahren bis 1957. Von 1958 an (für die Altersgruppe der 60 - 69jährigen erst von 1964 an) war die Mortalität für Frauen jedoch geringer als diejenige für Männer. Im gesamten hatte somit die rohe Sterbeziffer an Hochdruck bei beiden Geschlechtern abgenommen, bei Frauen noch deutlicher als bei Männern (Tab. 16 - 20).

Abbildung 3: Anzahl Sterbefälle an Hypertonie
Schweiz 1951 - 1968 und 1969 - 1975

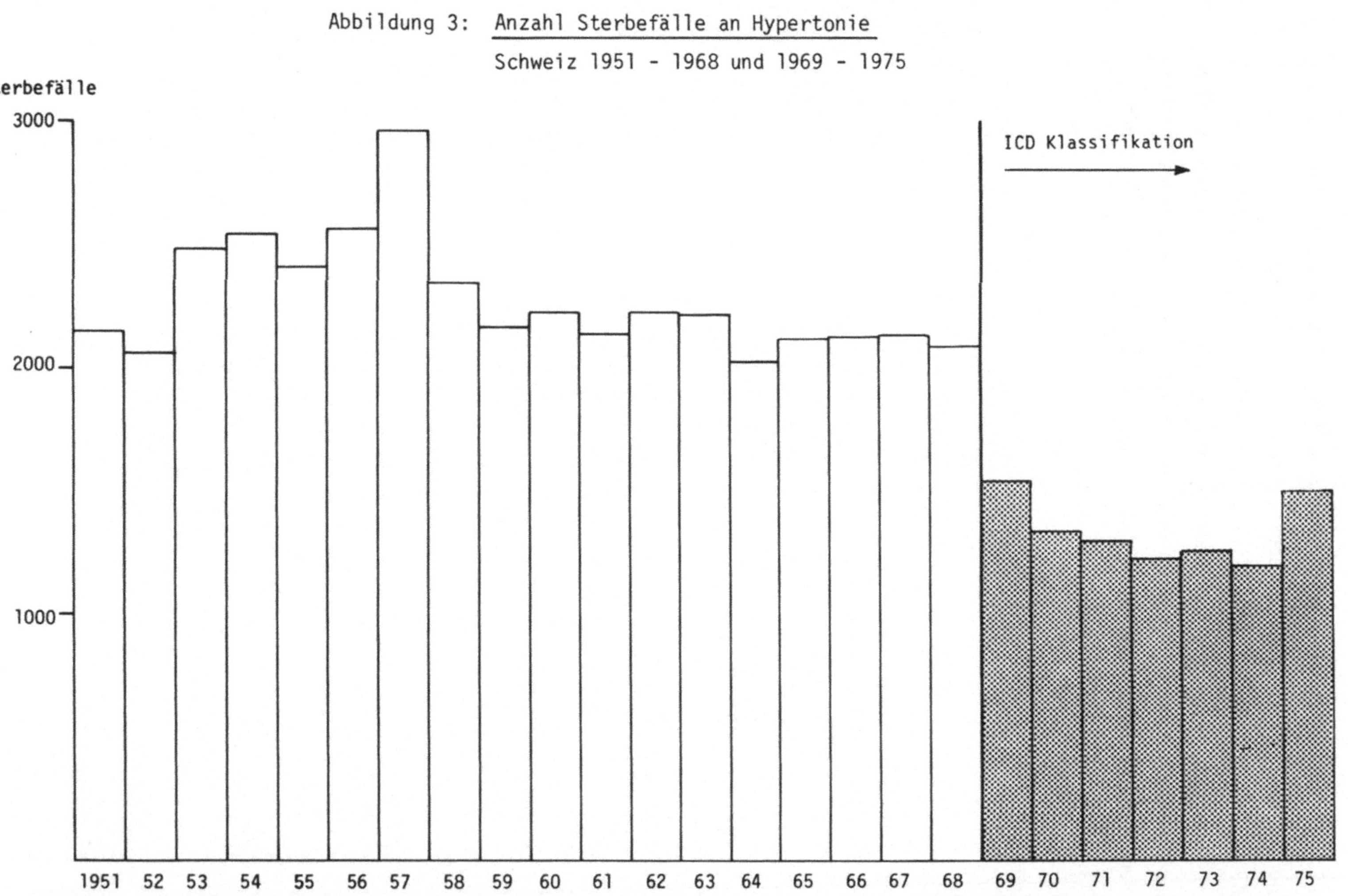

Abbildung 4: Mortalität an Hypertonie, pro 100 000 Einwohner (roh)
Schweiz 1942 - 1968 und 1969 - 1975

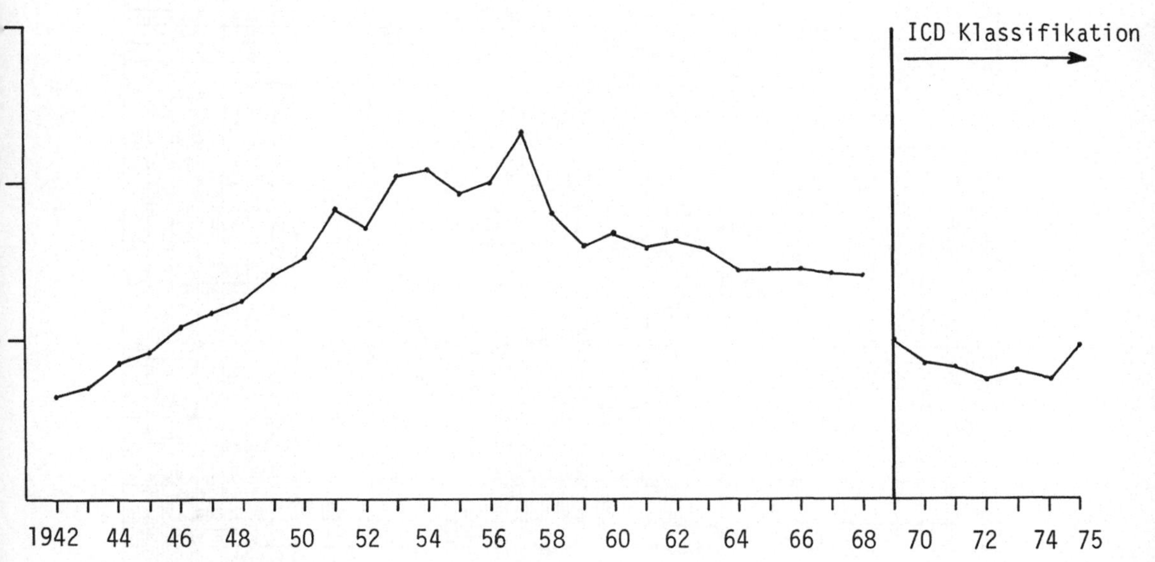

Abbildung 5: Entwicklung der Hypertoniemortalität nach Alter und Geschlecht
Schweiz 1942 - 1968 und 1969 - 1975 (nach ICD)

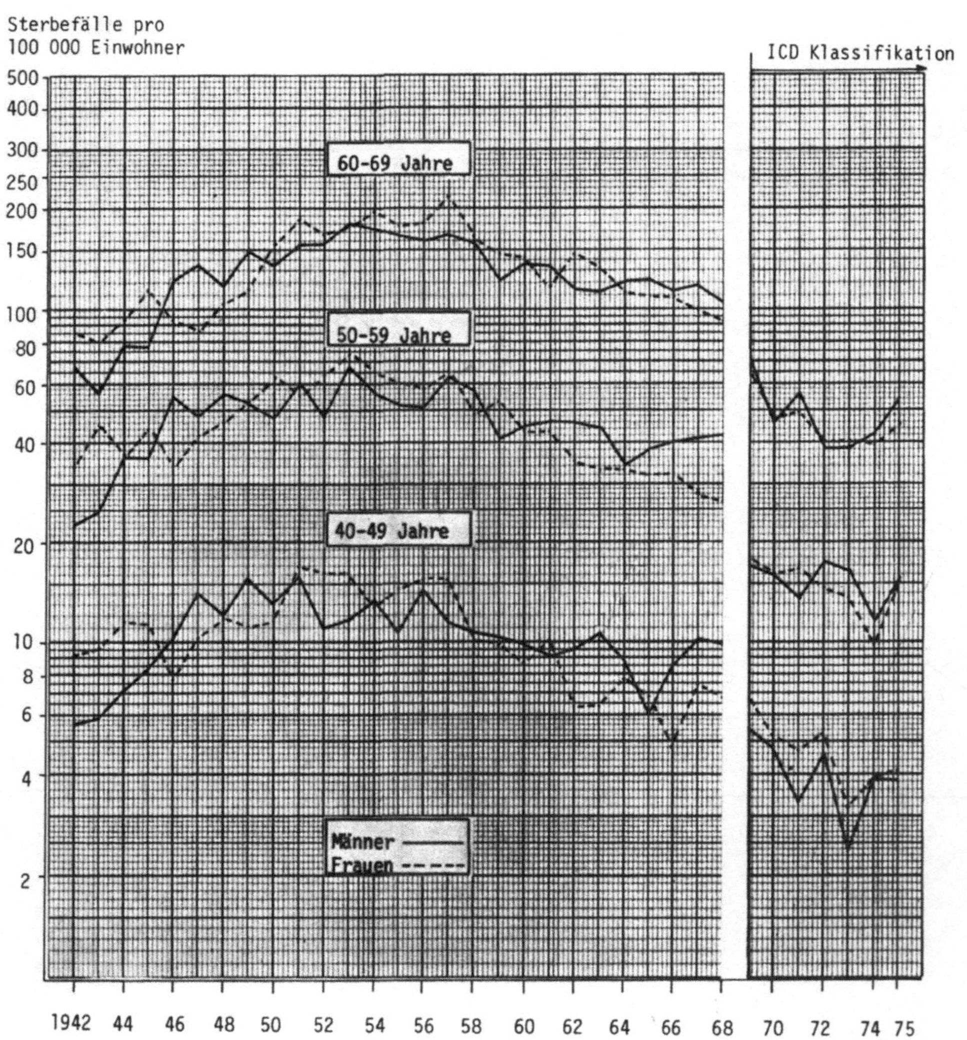

Abbildung 6: Entwicklung der Hypertoniemortalität nach Alter, ICD 400 - 404
Schweiz 1969 - 1975

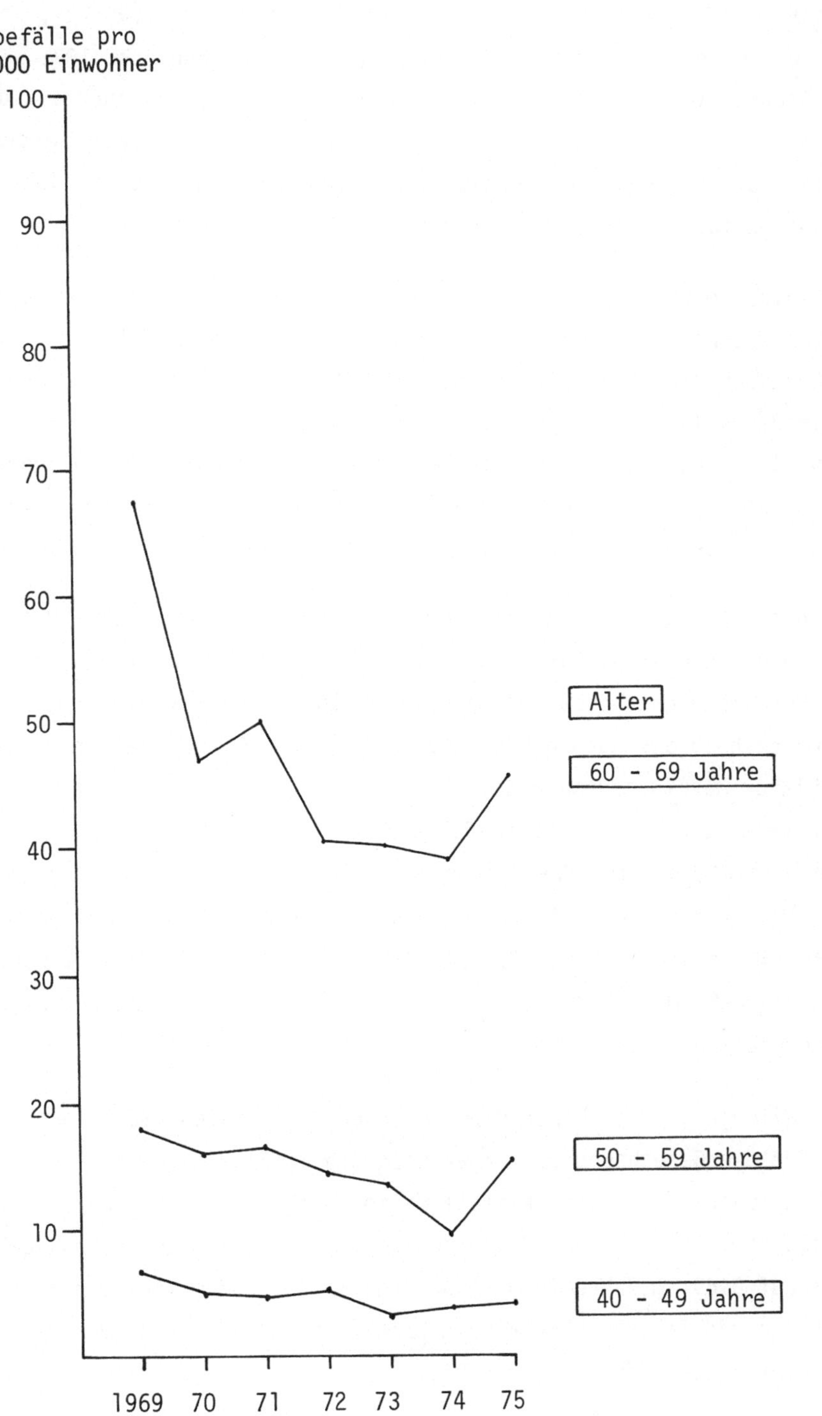

In der nun folgenden Periode mit ICD-Klassifikation sank die altersspezifische Mortalität in allen drei Altersstufen bis ins Jahr 1974 (Abb. 6). Die Abnahme der Mortalität verläuft in drei Altersklassen (fünftes, sechstes und siebtes Dezennium) jeweils für beide Geschlechter ähnlich. 1972 - 1974 war die Sterberate für Männer der mittleren Altersgruppe kleiner als diejenige für das weibliche Geschlecht, für 40 - 49jährige Frauen war die Hochdruckmortalität hingegen während des ganzen Zeitraumes von 1969 - 1975 höher als diejenige für Männer (Abb. 5, Tab. 20).

Zahlenmässig treten die Sterbefälle an maligner Hypertonie im Rahmen der gesamten Sterbefälle an Hochdruck wenig in Erscheinung (Tabelle 15). Absolut sind jedoch die Todesfälle an maligner Hypertonie von 53 im Jahre 1969 auf 37 im Jahre 1974 zurückgegangen, insbesondere auch die Fälle von Nephropathie (von 11 auf 5, wobei jedoch zu bemerken ist, dass vermutlich innerhalb dieser Kategorie nicht nur blutdrucksenkende Medikamente an der Veränderung der Mortalität beteiligt waren, sondern auch andere Faktoren, Tab. 14).

Für die Tabelle 21 wurde die Anzahl erwarteter Sterbefälle für jede Altersgruppe durch Multiplikation der altersspezifischen Mortalitätsrate 1951 mit der Bevölkerungszahl des zu untersuchenden Jahres ermittelt. Das Jahr 1951 wurde deshalb als Ausgangspunkt gewählt, weil damals die Schweizerische Nomenklatur der Todesursachen 1951 - 1968 eingeführt wurde. Der Quotient, eingetretene zu erwartete Sterbefälle an Hypertonie, ergibt die standardisierte Sterberate*, die für das Bezugsjahr 1951 als 1,0 angenommen wird. Sie sinkt bis 1968 für Männer auf 0,73 und für Frauen auf 0,66. Dabei ist jedoch zu beachten, dass die Verlaufskurve dieser standardisierten Sterberate ähnlich wie die rohe Mortalität von 1951 bis 1957 zwar ansteigt, anschliessend aber eindrücklich abfällt (Abb. 7).

Die alters- und geschlechtsspezifischen Sterberaten 1969 dienen als Grundlage für die Berechnung der erwarteten Sterbefälle an Hochdruck in der Beobachtungsperiode mit ICD-Klassifikation (Abb. 8, 9). Die auf diese Art und Weise ermittelte standardisierte Sterberate*, bezogen auf das Jahr 1969, sinkt bis auf 0,69 im Jahre 1974 (Abb. 10). Im folgenden Jahr steigt sie wieder auf 0,85 an und ist für Männer - im Gegensatz zu den vorherigen Jahren - nun höher als für Frauen (Tab. 22, 23, 24).

---

*) Standard mortality ratio (SMR)

Die jährliche Differenz zwischen der Anzahl erwartete zu eingetroffene Sterbefälle, Männer und Frauen zusammen (alle Altersstufen) ist in Abb. 11 dargestellt. Im Histogramm der Abbildung 12 bedeutet eine negative Ordinatenzahl, dass die Mortalität in jenem Jahr kleiner war als erwartet, das heisst, dass weniger Todesfälle an Hochdruck eintraten, als gemäss der Berechnung erwartet worden war. Die Werte der Abbildung 12 nach 1969 lassen sich nicht mit den vorhergehenden Jahren vergleichen, da ab 1969 die Internationale Klassifikation der Krankheiten in Kraft trat.

Aufschlussreich ist die Untersuchung nach Altersklassen, wobei die der unter 60-jährigen besonders wichtig ist. In der Altersgruppe 20 - 59 Jahre nahm die Differenz zwischen erwarteten und eingetroffenen Sterbefällen an Hochdruck seit 1957 deutlich zu und betrug für Männer und Frauen zusammen gegen Ende der Beobachtungsperiode 1951 - 1968 jährlich mehr als 150 Personen. Bei Frauen ist diese Differenz jährlich seit 1962 etwa ein Drittel grösser als bei Männern (Abb. 13). Von 1969 - 1975 hat die Differenz zwischen erwarteten und eingetroffenen Todesfällen an Hypertonie bei 20 - 59-jährigen ebenfalls eindrücklich zugenommen, wiederum ausgesprochener bei Frauen als bei Männern. In der Abbildung 14 wurde ein anderer Massstab als für das Histogramm in Abbildung 13 gewählt, da die Nomenklaturen der Todesursachen in den beiden untersuchten Perioden nicht vergleichbar sind.

Abbildung 7: Erwartete und eingetroffene Sterbefälle an Hypertonie, anhand altersspezifischer Sterberate von 1951 als Standardrate
Schweiz 1951 - 1968

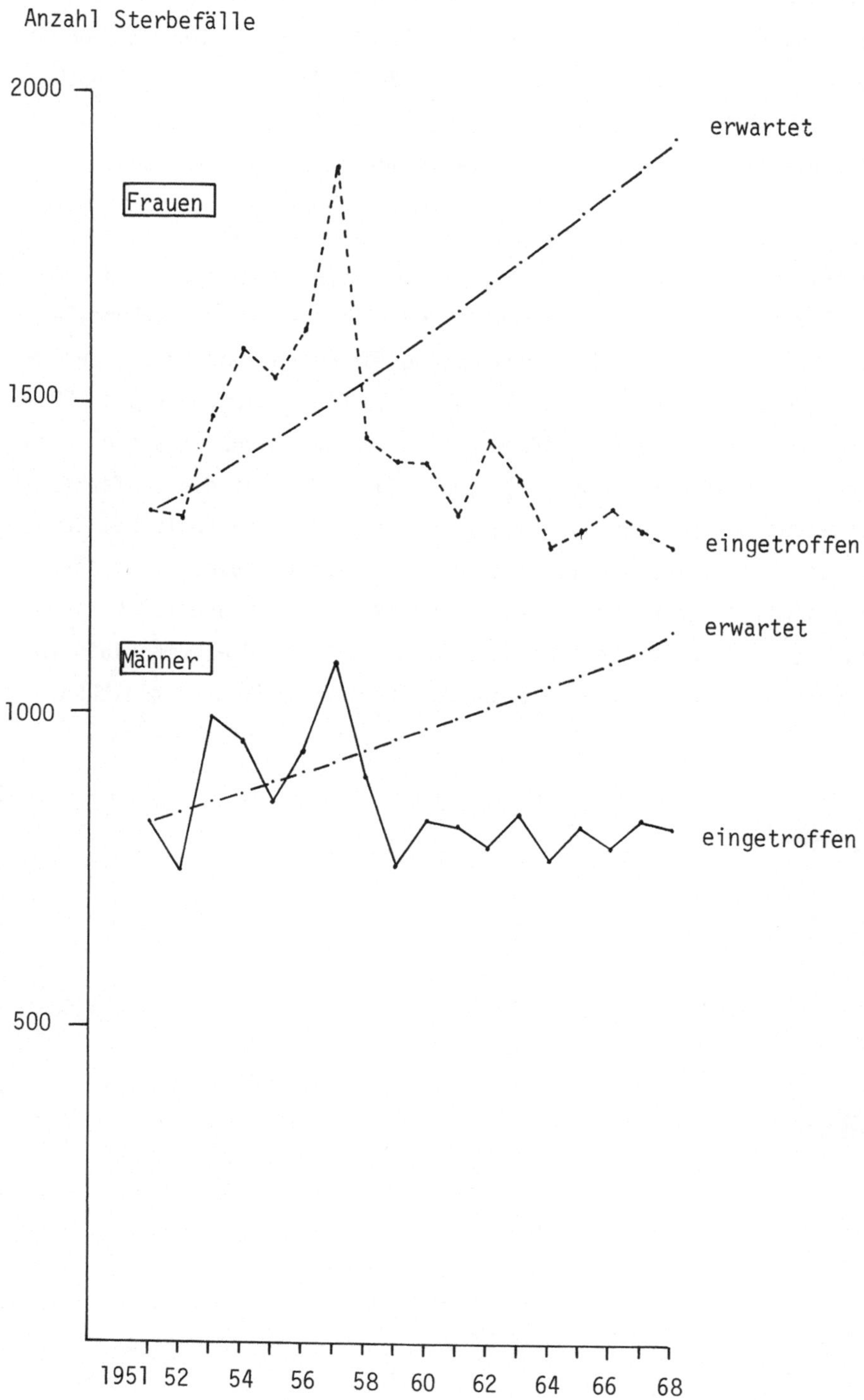

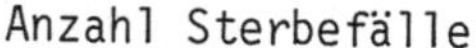

Abbildung 8: Erwartete und eingetroffene Sterbefälle an Hypertonie, anhand altersspezifischer Sterberate von 1969 als Standardrate
Schweiz 1969 - 1975

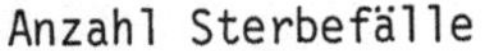

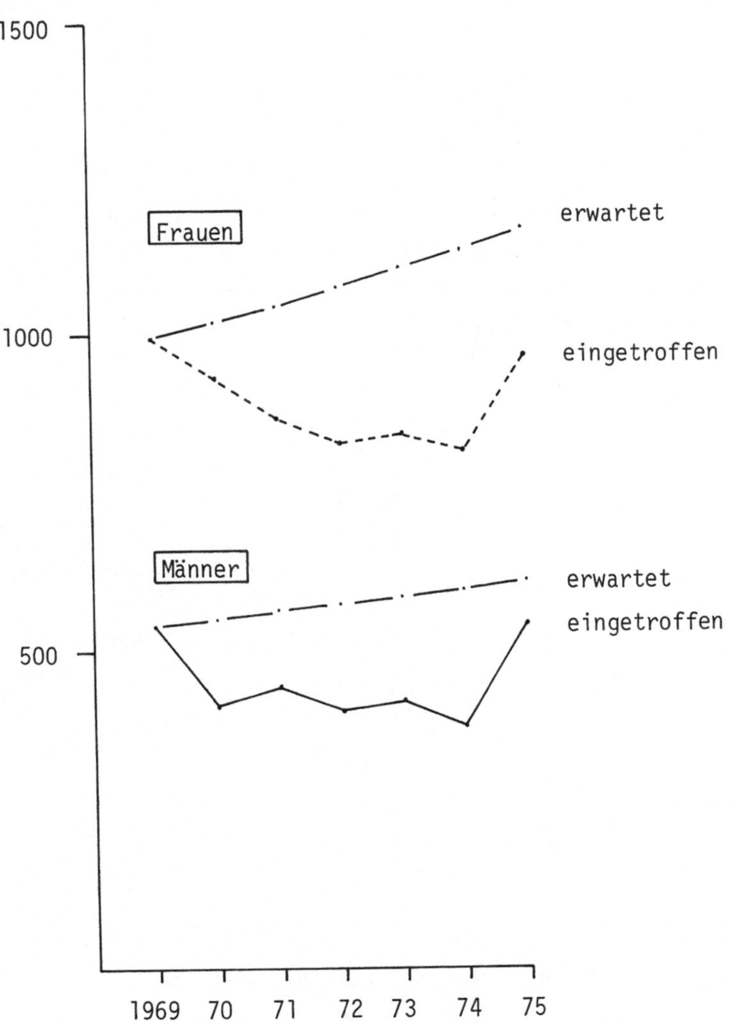

Abbildung 9: Standardisierte Sterberate an Hypertonie (standard mortality ratio SMR). Ausgangspunkt 1,0 im Bezugsjahr 1951. Nach Geschlecht. Schweiz 1951 - 1968

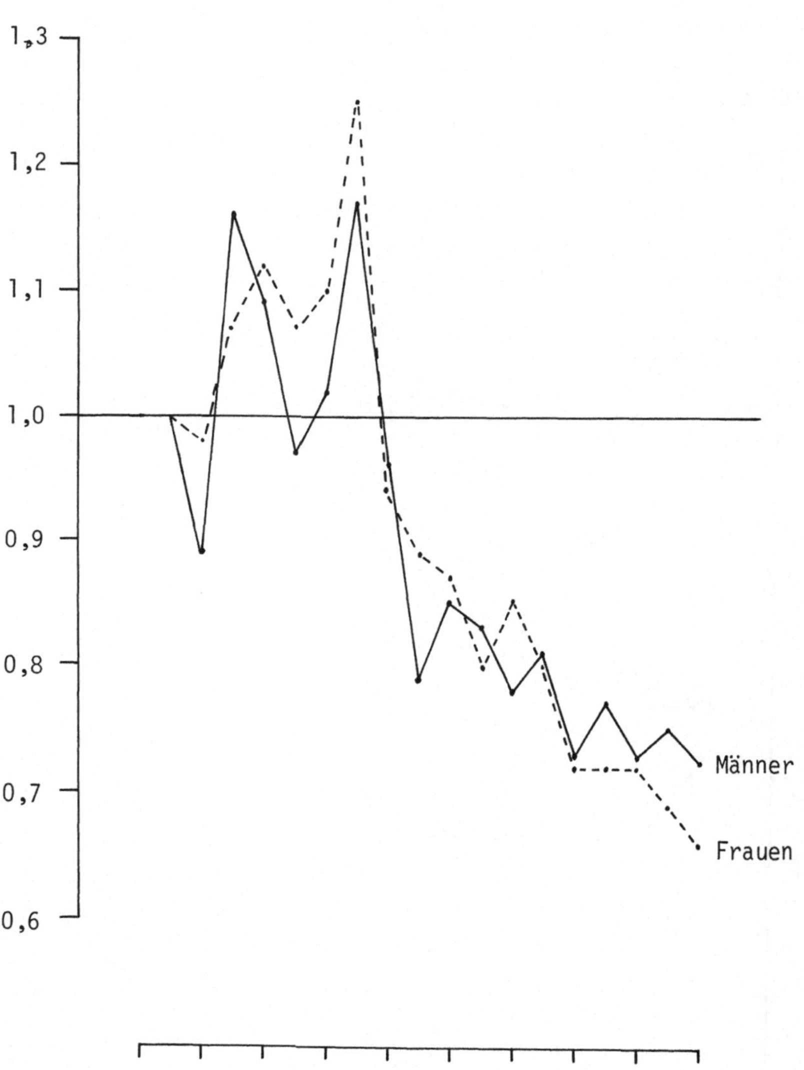

Abbildung 10: Standardisierte Sterberate an Hypertonie (standard mortality ratio SMR). Ausgangspunkt 1,0 im Bezugsjahr 1969. Männer und Frauen, sowie für beide Geschlechter zusammen. Schweiz 1969 - 1975

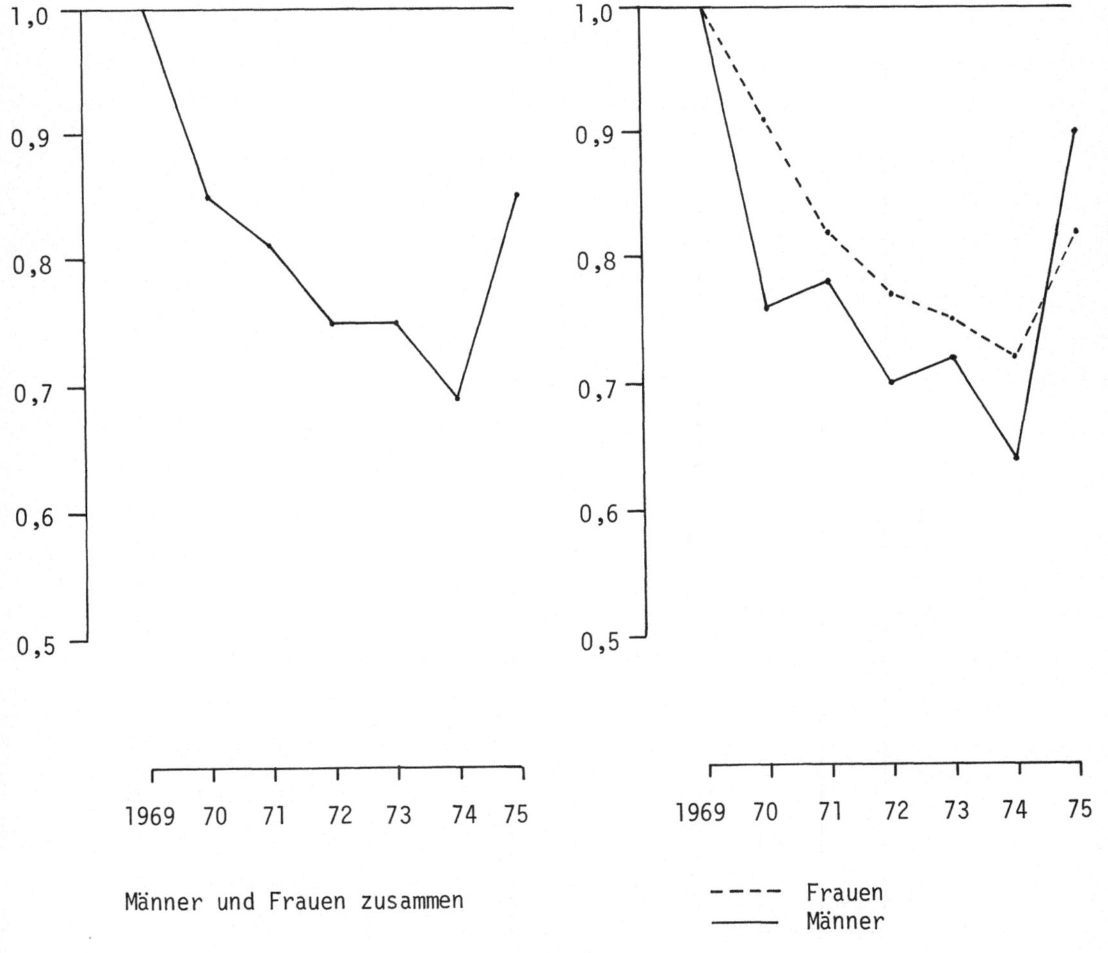

Abbildung 11: Veränderung der Sterbefälle an Hypertonie ICD 400 - 404
Männer und Frauen, Schweiz 1969 - 1975

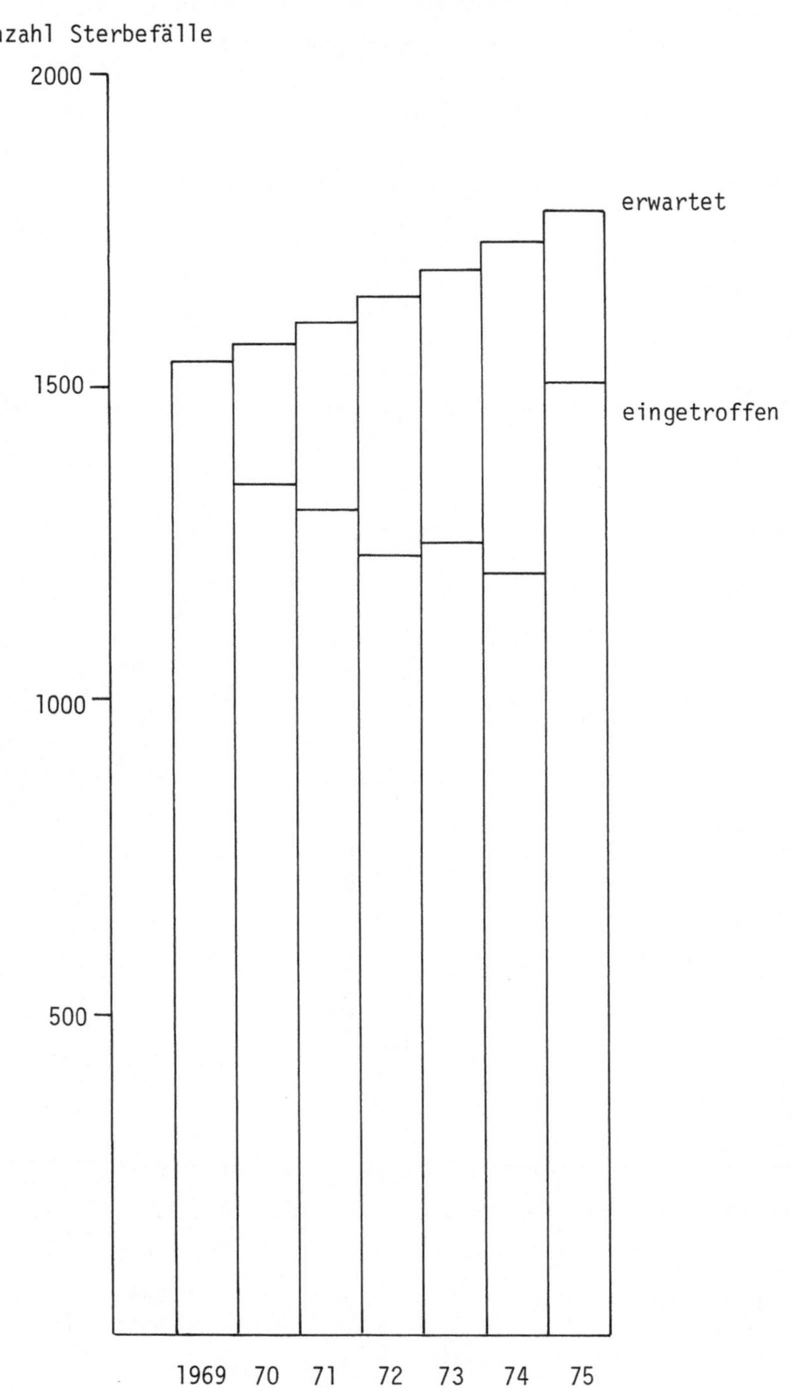

Abbildung 12: Veränderung der Differenz zwischen erwarteten und eingetroffenen Sterbefällen an Hypertonie, Männer und Frauen, Schweiz 1951 - 1968 und 1969 - 1975 (Erläuterung auf S. 15)

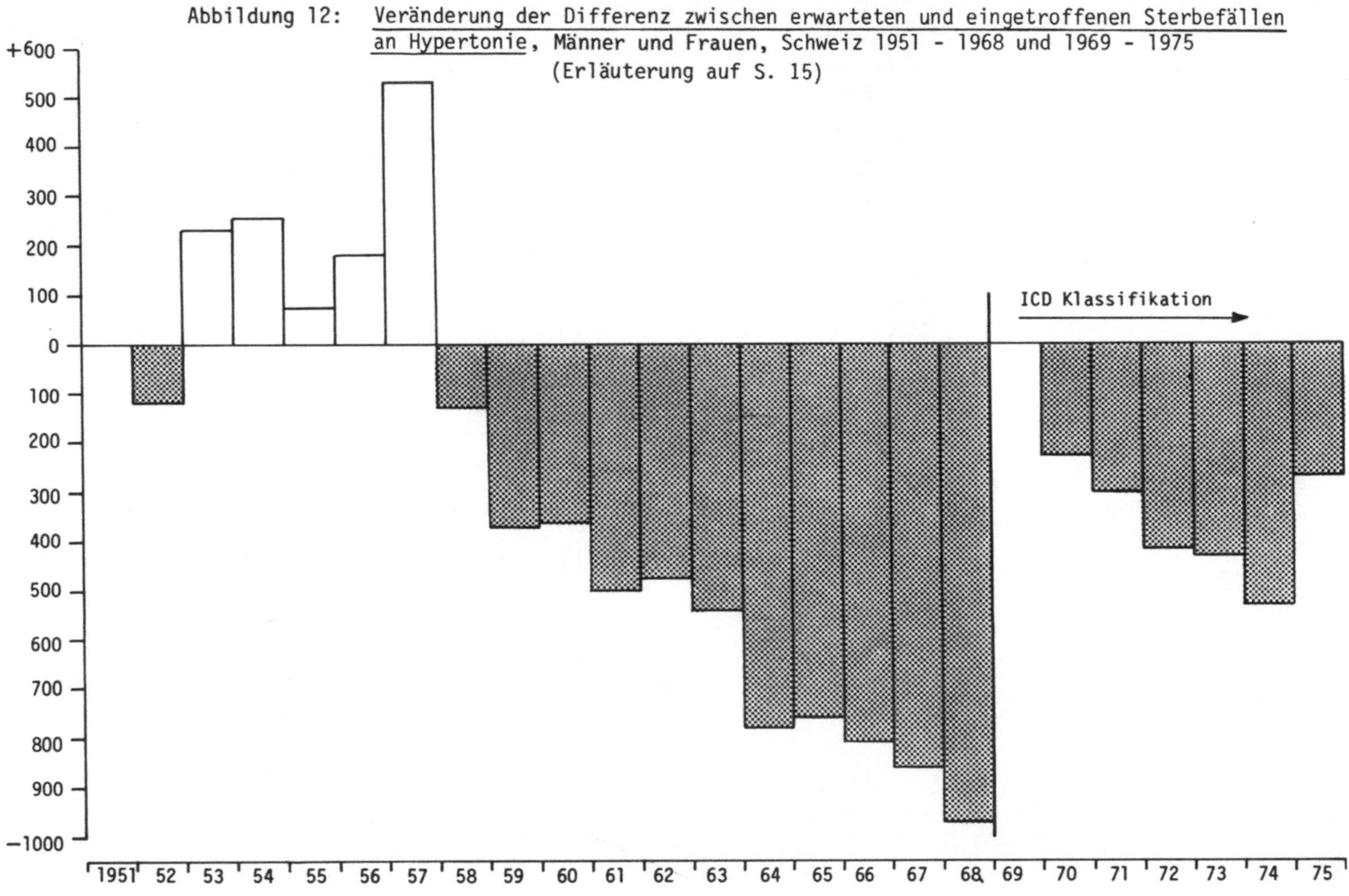

Abbildung 13: Veränderung der Differenz zwischen erwarteten und eingetroffenen Sterbefällen an Hypertonie

Altersgruppe 20 - 59 Jahre, nach Geschlecht, Schweiz 1951 - 1968

(Erläuterung auf S. 15)

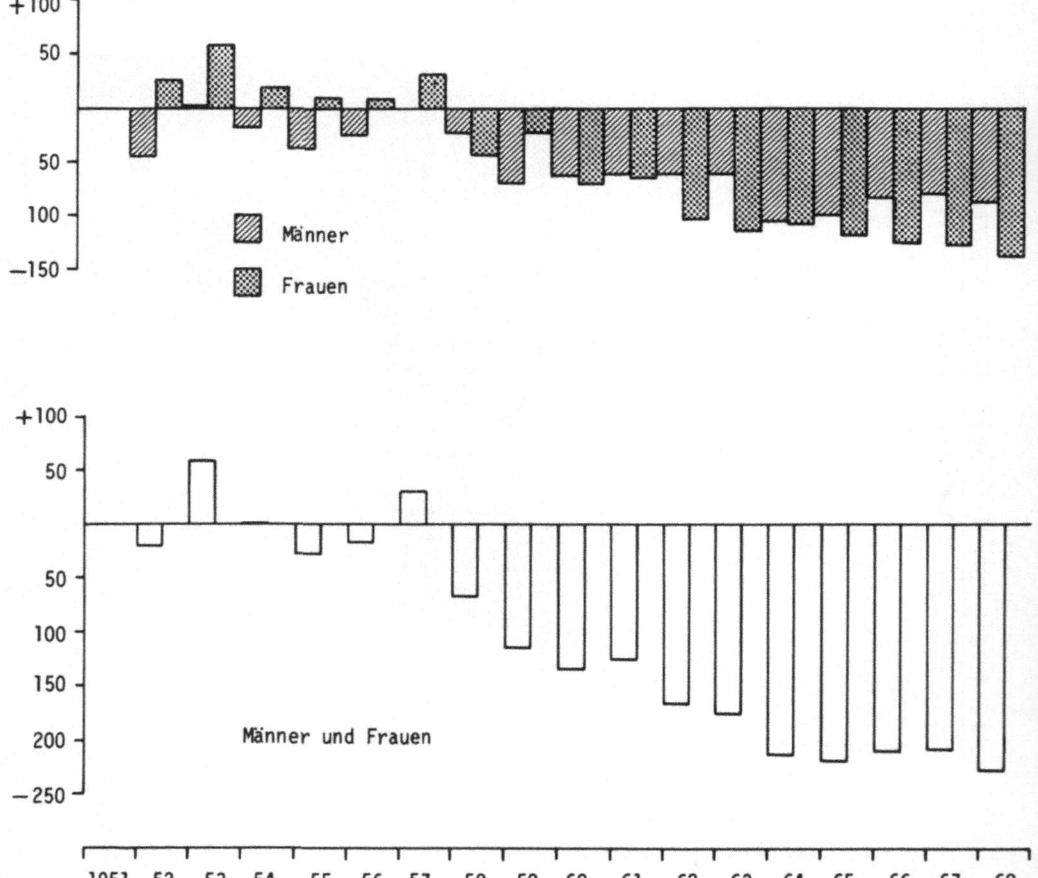

Abbildung 14: Veränderung der Differenz zwischen erwarteten und eingetroffenen Sterbefällen an Hypertonie, ICD 400 - 404, Altergruppe 20 - 59 Jahre, nach Geschlecht, Schweiz 1969 - 1975
(Erläuterung auf S. 15)

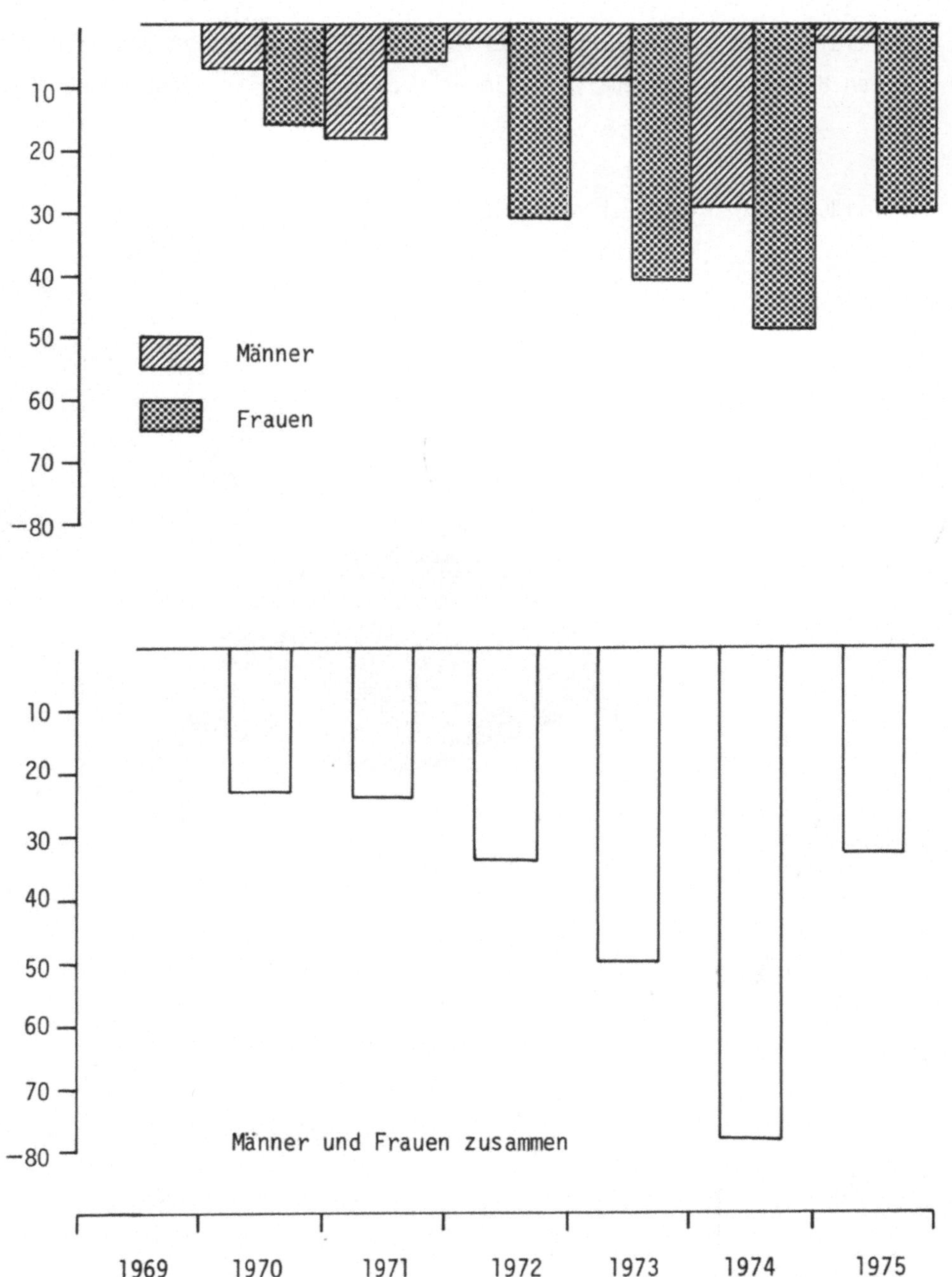

Morbidität

Bei einer Vorsorgeuntersuchung auf Risikofaktoren für ischämische Herzkreislaufkrankheiten in einem Grossbetrieb der Ostschweiz zeigte sich, dass fast drei Viertel der Hypertoniker nicht wussten, dass ihr Blutdruck erhöht war (Escher, Heyden et al, 11). Ein Viertel der Arbeitnehmer, die früher oder zur Zeit der Vorsorgeuntersuchung in Behandlung wegen Hochdruck standen, waren immer noch Hypertoniker (Abbildung 15).

Abbildung 15: Blutdruckkategorien und Hypertoniebehandlung (N = 1124, Schweizer, 20 - 65-jährig). - Schwarze Sektoren = Hypertoniebehandlung (Escher, Heyden et al. 11)

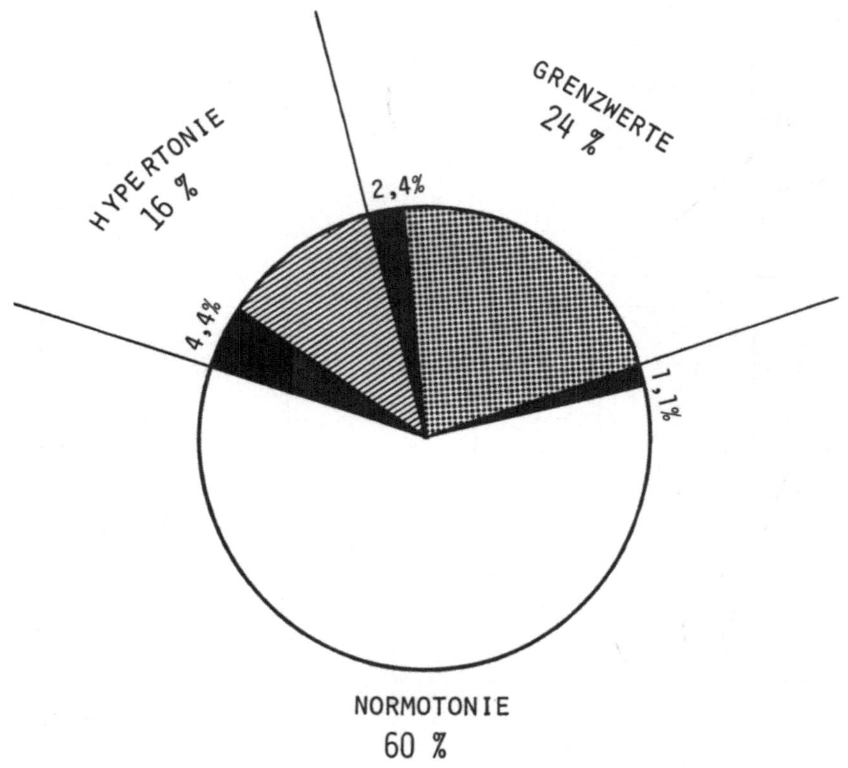

F. Bühler und Mitarbeiter ermittelten unter mehr als 20 000 Besuchern an der Schweizerischen Mustermesse in Basel bei 3042 Hypertonikern folgende Verteilung (Abbildung 16):

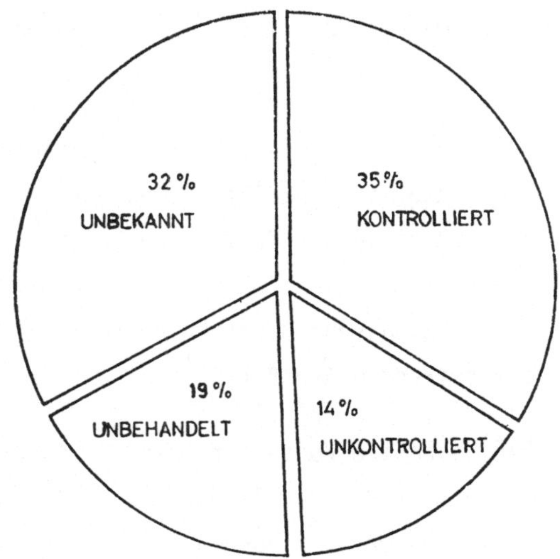

Abbildung 16: Behandlungsinzidenz bei Hypertonikern.
Abbildung aus F. Bühler et al. (12)

Die Dunkelziffern von unbekannten / unbehandelten / und unkontrollierten Hypertonikern sind somit beträchtlich. Morbiditätsstatistiken sind daher für die Untersuchung des Zusammenhangs Hochdruckmortalität und Antihypertonikaverbrauch nur von begrenztem Wert. Ueber die Gefährlichkeit des Hochdruckstadiums sagen die Morbiditätsdaten zudem nichts aus. Andererseits spielen für die Mortalität in erster Linie diejenigen Fälle eine Rolle, die nicht oder ungenügend behandelt werden. Wichtig sind diese Morbiditätsstatistiken und Angaben über Behandlungsinzidenzen vor allem im Zusammenhang mit der Frage nach der sogenannten Underconsumption an Antihypertonika, auf die später eingegangen wird.

Ueber die Anzahl Konsultationen bei praktizierenden Aerzten und die medikamentösen Verschreibungen gibt der Schweizerische Diagnosenindex des Instituts für Medizinische Statistik IMS in Zug Aufschluss*. "Der Schweizerische Diagnosenindex erfasst die Verschreibungsgewohnheiten und Diagnosen freipraktizierender Aerzte der Schweiz. Anhand einer exakten Stichprobenerhebung bezüglich Regionen und ärztlicher Fachbereiche (Allgemeinpraktiker, Internisten, Chirurgen, Gynäkologen, Pädiater, übrige Spezialärzte) werden bei über 500 Aerzten während zweimal einer Woche pro Jahr die Verschreibungen und Diagnosen ermittelt und auf die ganze Schweiz hochgerechnet. Pro Konsultation wurden von

*) Dem Institut für Medizinische Statistik IMS in Zug sei an dieser Stelle für die Ueberlassung von Daten und die freundliche Zusammenarbeit bestens gedankt.

den Aerzten folgende Angaben erhoben: Alter des Patienten, Diagnose(n), Verschreibung(en)." (13)

Nach Angaben des IMS verhält sich die Anzahl Konsultationen zur Anzahl "Diagnosen wie 1 zu 1,2. Unter den Begriff 'Konsultation' fallen folgende Leistungen:

1. Konsultation in der ärztlichen Praxis
2. Hausbesuche
3. z. T. telefonische Beratung durch einen praktizierenden Arzt" (13).

Im Zeitraum 1970 - 1975 haben die Konsultationen für Essentielle Hypertonie bei praktizierenden Aerzten um 1/10 zugenommen. Die Anzahl der neuen oder erneuten Medikamentenverschreibungen blieb sich in dieser Zeitspanne ungefähr gleich. Dies kann dadurch erklärt werden, dass ein steigender Anteil an Patienten bereits Rezepte oder Medikamente erhalten hatte und sich zur Kontrolle der Hypertonie beim Arzt einfand (Tab. 25, 27).

Eine detaillierte Studie des IMS über Essentiellen Bluthochdruck zeigte folgende Ergebnisse:

In der Erfassungsperiode Oktober 1973 bis September 1974 fanden in der Schweiz insgesamt 2 264 000 Konsultationen für Essentielle Hypertonie (ICD 401) bei Aerzten statt. Für den gleichen Zeitraum wurden 294 000 Konsultationen wegen Hypertonie mit Herzerkrankung (ICD 402) ermittelt. Ein Drittel der Konsultationen wegen Essentieller Hypertonie betraf Männer, zwei Drittel betraf Frauen. Bei der Hypertonie mit Herzerkrankung verteilten sich die Konsultationen zu einem Viertel auf Männer, zu drei Viertel auf Frauen. (Quelle Spezialstudie für Herzerkrankungen IMS Zug, gesamtschweizerisch für die Periode Oktober 1973 bis September 1974.)

Behandlung der Hypertonie

Seit der Entwicklung des Sphygmomanometers durch Riva-Rocci 1896 und der Angabe einer auskultatorischen Messmethode durch Korotkoff 1905 verstrich ungefähr ein halbes Jahrhundert bis zur Einführung wirksamer blutdrucksenkender Medikamente.

Strümpell-Seyfarth empfahlen noch 1930 "vor allem die Ursachen zu beseitigen, Vermeiden aller Aufregungen, zeitweiliges Aussetzen der gewohnten Beschäftigung, Regelung der gesamten Lebensweise, Mässigkeit in Essen und Trinken, gegebenenfalls Entfettungskuren, kochsalz- und fleischfreie Kost, Regelung der Darmtätigkeit, Vermeidung aller gefässchädigenden Gifte (Nikotin, Alkohol, Blei). Mitunter kann bei vorhandener Syphilis eine antiluetische Kur Besserung herbeiführen."

"Im allgemeinen sind alle eingreifenden, aber auch medikamentösen Massnahmen, die lediglich dem Zweck dienen, den hohen Blutdruck zu senken, zu vermeiden." Strümpell-Seyfarth begründen letztere Empfehlung damit, dass viele Hypertoniker trotz dauernder Hypertension keine Beschwerden empfinden, "sich aber nach einer künstlichen Herabsetzung des Blutdrucks sehr schlecht fühlen. Zumeist senkt sich ein hoher Blutdruck für kürzere oder längere Zeit ganz von selbst, nachdem der Kranke einige Tage in völliger Bettruhe bei reizloser Kost verbracht hat" (14). Nitrite wirkten nur vorübergehend, Thiocyanate hatten wegen Nebenwirkungen und zu geringer Wirksamkeit wieder an Bedeutung verloren. In Frage kamen damals Aderlässe bei, wie Strümpell-Seyfarth schreiben, "sehr vollblütigen Menschen", evtl. hydrotherapeutische Massnahmen, evtl. Diurethin oder Brom oder Luminal.

Die kochsalzrestriktive Kost erreichte ihren Höhepunkt an Bedeutung Anfang der vierziger Jahre. Salzlose Diät während längerer Zeit beizubehalten war jedoch für manche Patienten sehr problematisch.

Entscheidende Fortschritte in der medikamentösen Behandlung der Hypertonie brachten die Einführung von Hydralazin 1952 und Dihydralazin 1953, Reserpin 1953, Saluretika (Thiazide) 1958 - 1959, Guanethidin 1960, Alpha-Methyldopa 1962, Clonidin 1970.

Mit der Einführung der Ganglienblocker wurde eine medikamentöse Behandlung schwerer Hypertonieformen möglich. Wegen Nebeneffekten beschränkte sich deren Anwendung jedoch auf ernste Krankheitsformen. Für die zahlreichen milderen Hypertonieerkrankungen kamen Ganglienblocker nicht in Frage. Die Therapiemöglichkeiten bei den weniger schweren Fällen wurden dann erst durch zwei pharmakologische Entwicklungen in verschiedener Richtung entscheidend beeinflusst:

Einerseits wurden adrenerge Neuronen blockierende Substanzen entdeckt: Guanethidin 1960, Methyldopa 1962 und später dann Bethamidin, Guanoxan und Debrisoquin. Der Blutdruckabfall beim Aufstehen war zwar geringer unter diesen Medikamenten als bei der Einnahme der Ganglienblocker, blieb jedoch eine unangenehme Nebenwirkung.

Umso bedeutsamer war daher die Entdeckung und Einführung von oralen Diuretika seit 1957, bei denen keine relevanten orthostatischen Blutdrucksenkungen beobachtet werden. Dank diesen Diuretika war eine Blutdruckverminderung durch Kochsalzreduktion ohne diätetische Kochsalzrestriktion möglich geworden. Diuretika allein sind in der Regel jedoch nicht genügend, um eine schwere Hypertonie zu normalisieren. Für milde Formen oder leichtere Fälle kommen jedoch Diuretika allein oder in Kombination mit Reserpin in Frage. Die letztgenannte Substanz war zwar schon 1952 isoliert worden, blieb aber wegen depressiver Wirkung längere Zeit von beschränkter Bedeutung als Antihypertonikum. Reserpin in kleiner Dosis fand dann jedoch vor allem in Kombination mit einem Diuretikum gegen Ende der fünfziger Jahre zunehmend Eingang als wirksames blutdrucksenkendes Medikament. Der Effekt dieser Arzneimittelkombination zusammen ist grösser als derjenige der Einzelsubstanzen.

Seit 1970 werden immer häufiger Betablocker allein oder in Kombination in der Hochdrucktherapie verwendet. (Abbildung 17, 18)

Abbildung 17: Schema der Angriffspunkte der gebräuchlichen Antihypertensiva

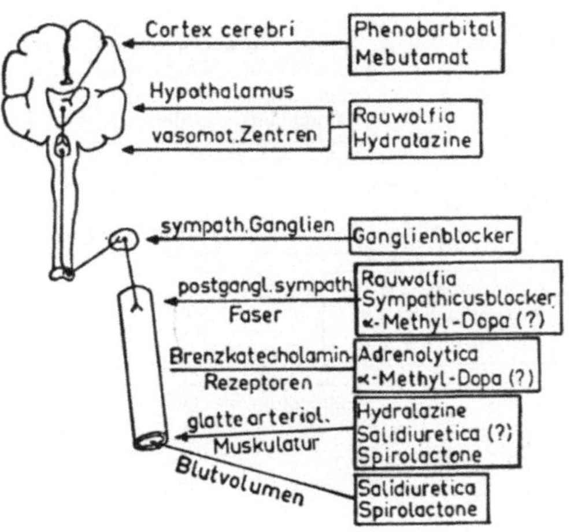

Quelle: aus Schaub, F., Nager, F. und Hany, A.: Richtlinien für Arzneimittelkombinationen zur Behandlung der Hypertonie, Ther. Umschau 1970, S. 43 - 48.

Abbildung 18: Therapie der Hypertonie
(nach Th. Dissmann*)

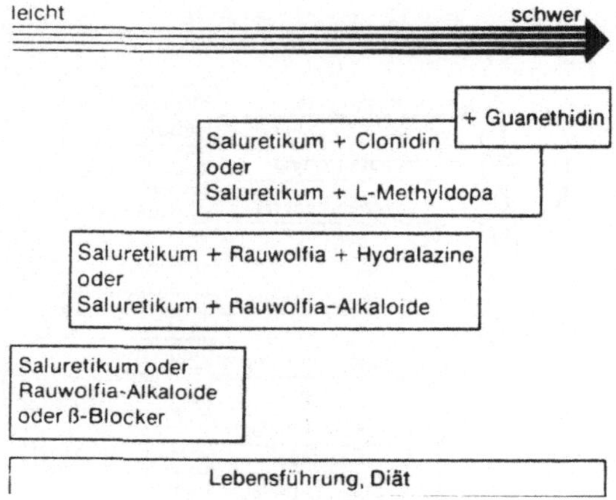

*) Dissmann, Th., in: Risikofaktoren-Beeinflussung durch Lebensführung und Medikamente, S. 29, Boehringer Mannheim GmbH, Mannheim (1973) Podiumsgespräch 16. 2. 1973, Berlin.

Verbrauch von blutdrucksenkenden Medikamenten

Zur Analyse des Antihypertensivaverbrauchs in der Schweiz stehen Daten von Apotheken erst ab 1965 zur Verfügung, von Spitälern erst ab 1970 und betreffend selbstdispensierende Aerzte erst ab 1972. Aufgrund der Untersuchungen des IHA Institut für Marktanalysen AG Hergiswil ergab sich für die Beobachtungsperiode 1965 respektive 1970/72 bis 1975 eine wesentliche Steigerung der Einkaufsumsätze der unter die Medikamentengruppe 21A, 21B, 21C fallenden Präparate. Die Abteilung 21A umfasst reine Rauwolfiamedikamente, die Gruppe 21B Rauwolfiakombinationen, die Gruppe 21C sonstige Antihypertonika. In letzterer Gruppe ist als einziger Betablocker Oxprenolol enthalten, jedoch nur in der schwächeren Dosierung.

Seit 1965 hatte sich der Umsatz von Antihypertonika in Apotheken im laufe der folgenden 11 Jahre verdreifacht. Von 1970 bis 1975 stieg der Umsatz von blutdrucksenkenden Medikamenten in Spitälern um fast die Hälfte. Die Umsätze von Antihypertonika bei selbstdispensierenden Aerzten nahmen im Zeitraum 1972 bis 1975 um etwas mehr als ein Drittel zu (Abbildung 19). Entsprechend der zur Verfügung stehenden Daten betrug dabei der Anteil der Apotheken 69 %, derjenige der Spitäler 3 %, derjenige der selbstdispensierenden Aerzte 28 % am Gesamtumsatz von 18,4 Millionen Franken (Tab. 26).

*) Dem IHA Institut für Marktanalysen AG Hergiswil sei für die freundliche Unterstützung gedankt.
Herrn Dr. R. Bucher, Pharmazeutica Marktforschung, Hoffmann-La Roche AG Basel, danke ich für die Zusammenstellung von Angaben über den Antihypertensiva-Verbrauch.

Innerhalb der letzten Dreijahresperiode 1972 - 1974 nahm der Anteil von Reserpinkombinationen zu, derjenige von Reserpin allein sank prozentual etwas ab, während die Gruppe 21C, übrige Antihypertonika, ebenfalls anstieg (Abbildung 20). Da die zur Verfügung stehenden Angaben von Umsätzen der Antihypertonika für Apotheken bis 1965 zurückreichen und mit 70 % Anteil am Gesamtumsatz den grössten Sektor umfassen, wurden in Abbildung 21 mögliche Extrapolationen auf frühere Jahre eingezeichnet.

Unter 100 Verschreibungen für Patienten mit Essentieller Hypertonie verordneten praktizierende Aerzte durchschnittlich 76 mal Medikamente der Gruppe 21A, B, C. Von diesen 76 Verordnungen betrug dabei der Anteil der Gruppe 21A 3 %, von Gruppe 21B 82 % und von Gruppe 21C 15 % (Tabelle 27).

Bei durchschnittlich 8 % der medikamentösen Verordnungen bei Essentieller Hypertonie wurden Diuretika allein oder mit anderen Medikamenten verschrieben, zusätzlich zur Medikamentengruppe Reserpinkombinationen 21B. Betablocker machten gegen Ende der Beobachtungsperiode erst knapp 5 % der Verschreibung bei Essentieller Hypertonie aus. Der Anteil an Konsultationen, während denen kein Medikament verschrieben wurde, nahm laut dieser Tabelle zu, was sich dadurch erklären lässt, dass der Anteil an Erstkonsultationen sank und sich immer mehr Patienten zur Kontrolle einfanden und noch über Medikamente von einer früheren Konsultation her verfügten. Da es sich um eine Langzeitbehandlung handelt, besteht die Tendenz, nach Einstellen der Therapie eher eine grössere Medikamentenpackung zu verschreiben als zu Beginn.

Im Hinblick auf den gesamten Umsatz von Antihypertonika ist die Analyse der Zu- oder Abnahme der umgesetzten Anzahl sogenannter Einheiten aufschlussreich, denn damit wird der Einfluss der (allerdings geringen) Teuerung an der Zunahme des Gesamtmarktes umgangen. Unter Einheiten werden Medikamentenpackungen von z.B. 20, 30, 100 oder 1000 Tabletten oder Dragées verstanden. Tabelle 28 zeigt den Umsatz von Antihypertonika in der Schweiz in 1000 Einheiten, wobei der IHA Hergiswil für die freundlicherweise zur Verfügung gestellten Daten gedankt sei. Im Sektor der Apotheken wurden 1975 etwa 1/4 mehr Einheiten pro Jahr umgesetzt als 1965 (Abb. 22, Tab. 28). In den Spitälern waren im Jahre 1975 1/5 mehr Einheiten umgesetzt worden als 1970 (Tab. 28, Abb. 25). Bei praktizierenden Aerzten war 1975 der jährliche Umsatz von Antihypertensiva-Einheiten um 60 % gestiegen, gegenüber demjenigen von 1972 (Tab. 28, Abb. 25).

Laut IKS betrug die Teuerung seit 1966 innert 9 Jahren für alle Medikamente im Durchschnitt 39 % (35 - 40 %). Aufgrund klinischer Erfahrung besteht der Eindruck, dass (nach Abzug der Geldentwertung) höhere Antihypertonikapreise eine bessere Qualität und gegebenenfalls grössere Wirksamkeit bedeuten.

So wird unter Umständen ein teureres Neuprodukt eine geringere durchschnittliche Tagesdosis erlauben. Die genauen Beziehungen zwischen Präparatepreisen und Therapiekosten konnten im Rahmen dieser Studie nicht evaluiert werden. Ihre Abklärung durch eine Sonderuntersuchung wäre aber zur Beantwortung therapiewirtschaftlicher Fragen wünschenswert.

Abbildung 19: Umsatz von Antihypertonica (21 A + B + C) in Mio. SFr. Schweiz

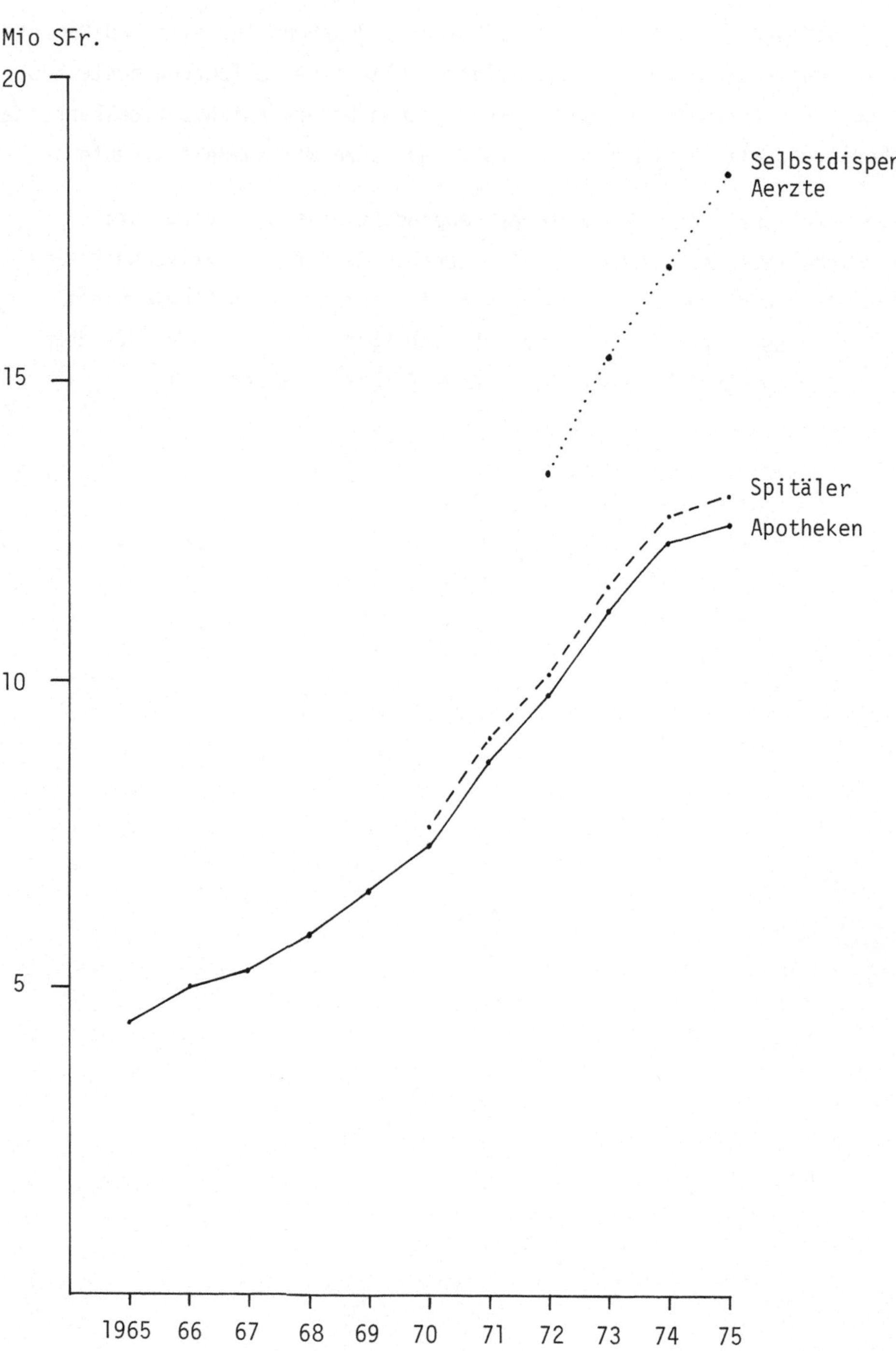

Abbildung 20: Umsatz von Antihypertonica (21 A + B + C) in Mio SFr.
Apotheken, Spitäler, Selbstdipensierende Aerzte
Schweiz 1972 - 1975

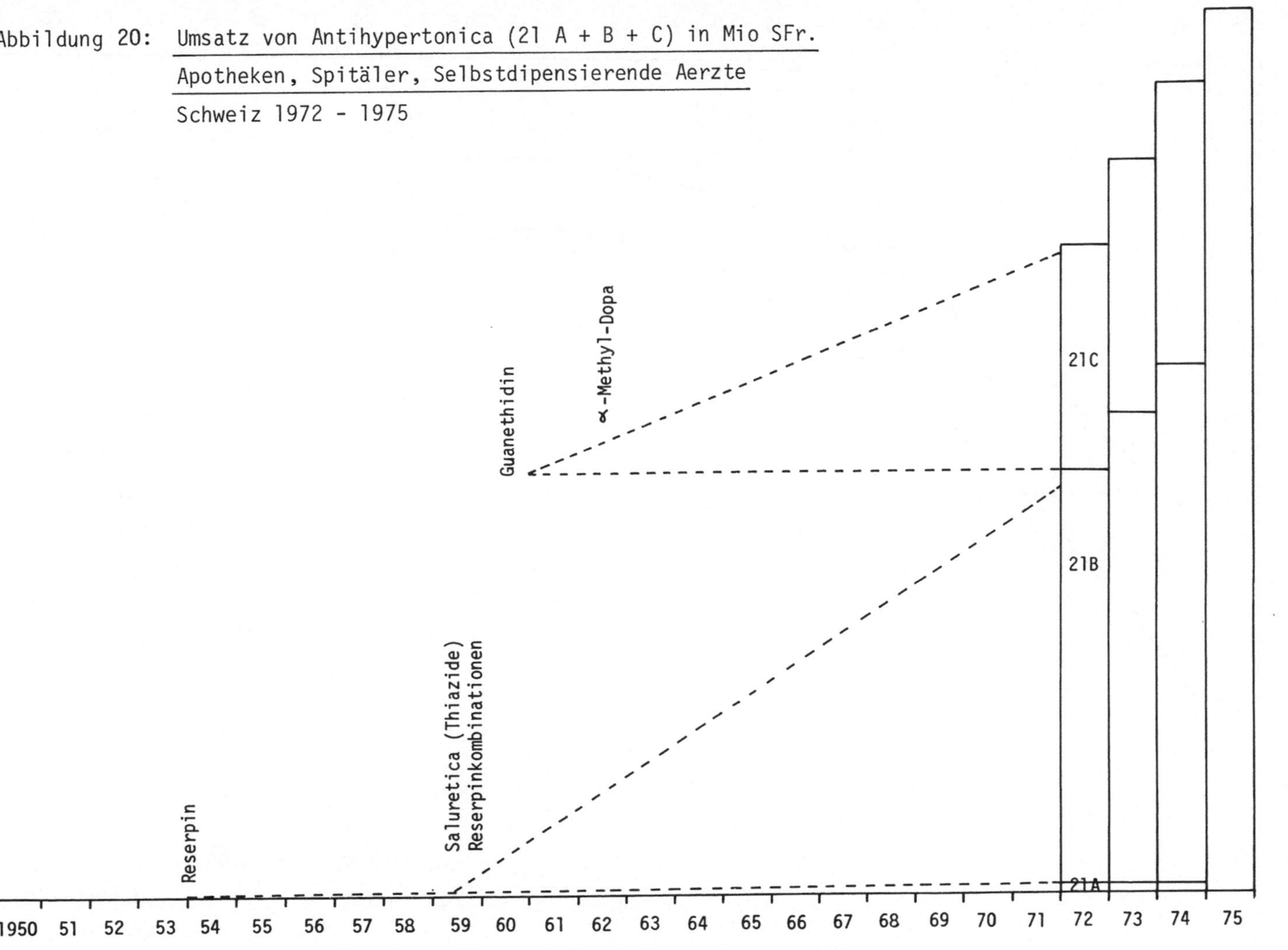

Abbildung 21: Umsatz von Antihypertonica (21 A + B + C) in Mio SFr. Apotheken, Schweiz 1965 - 1975

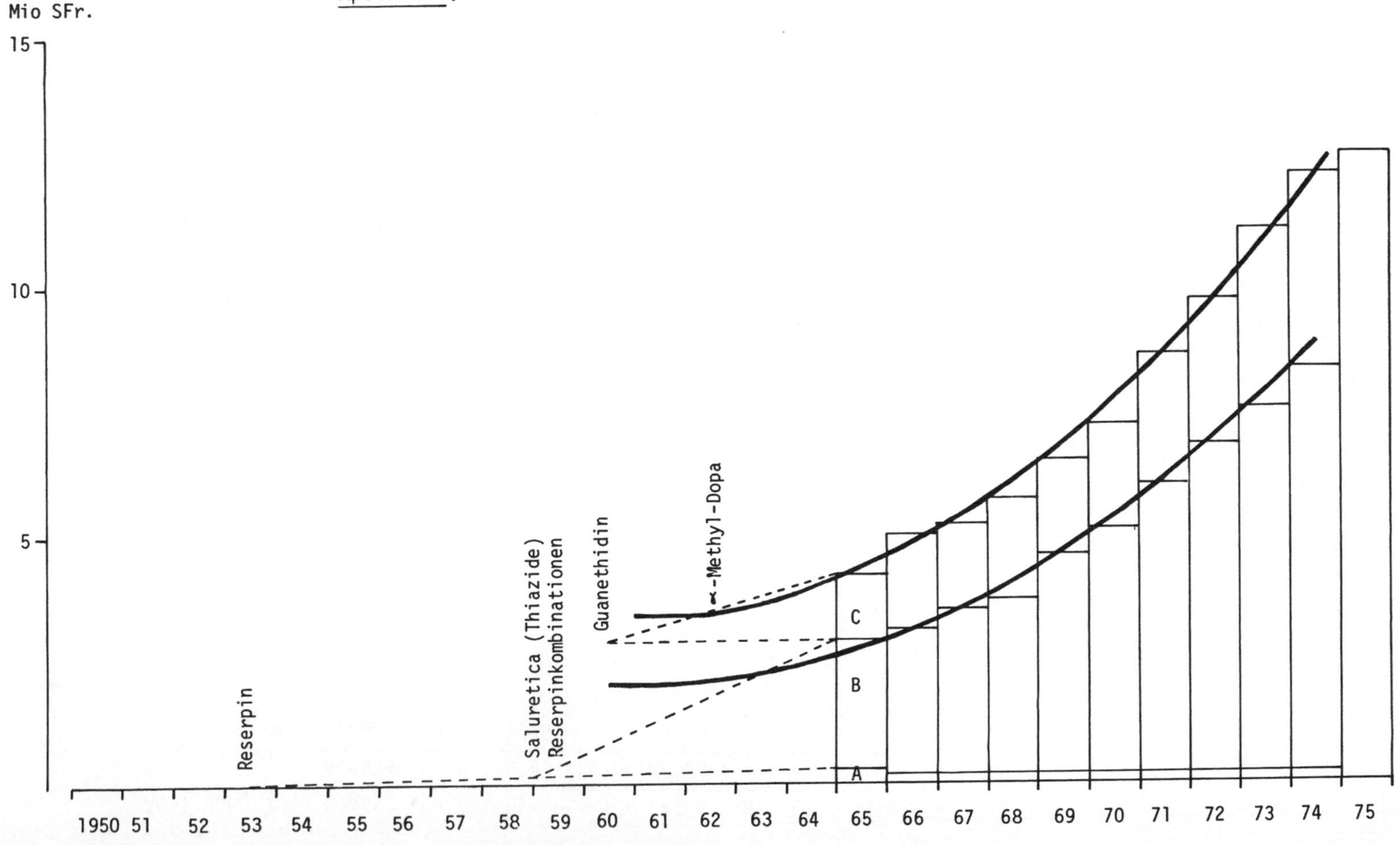

Abbildung 22: Umsatz von Antihypertonica (21 A + B + C) in 1000 Einheiten
Apotheken, Schweiz 1965 - 1975

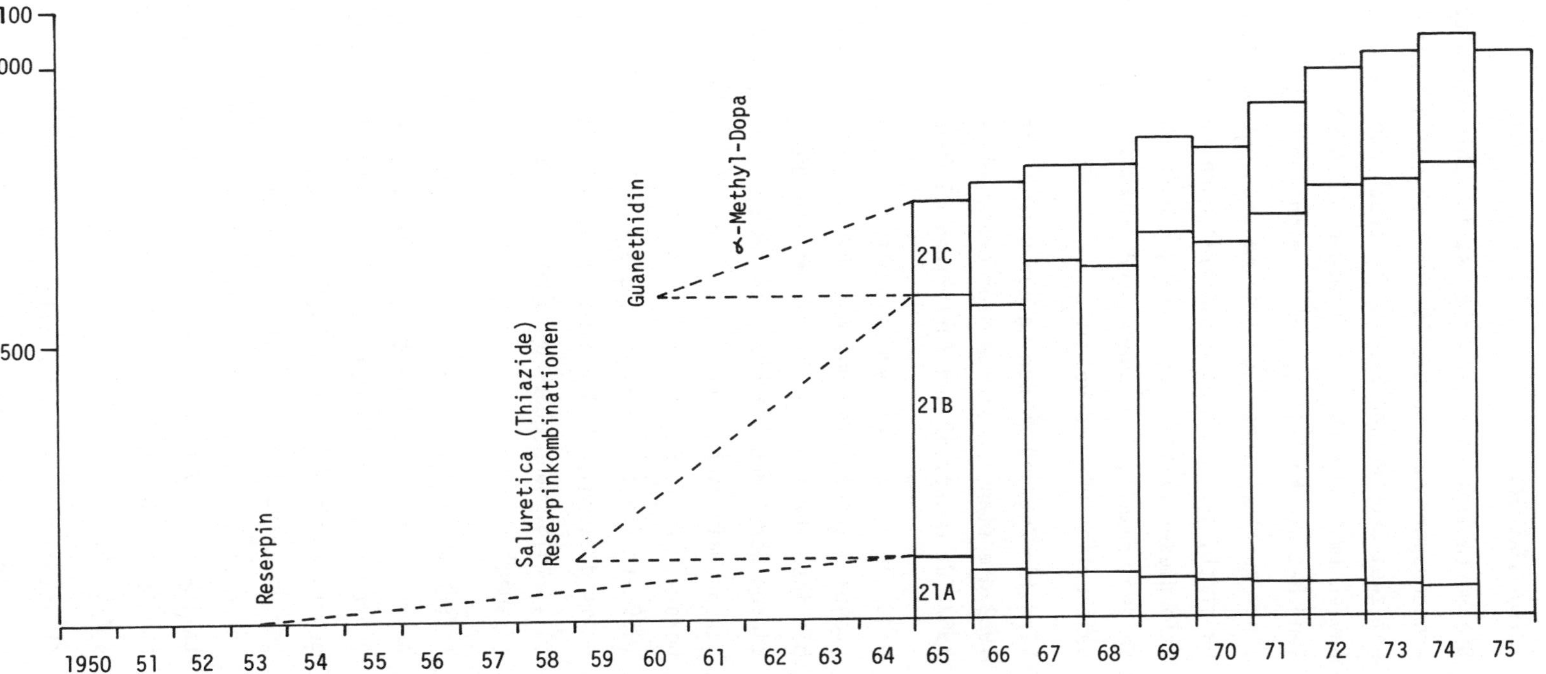

Diskussion

Die Mortalität an Hypertonie ist in zahlreichen Ländern im Laufe der Beobachtungsperiode 1950 bis 1975 zurückgegangen (15). Nach Lambert können dabei zwei Gruppen von Staaten unterschieden werden: In Nordamerika, Skandinavien (mit Ausnahme von Schweden), Grossbritannien, Australien und Neuseeland hat die Mortalität seit Beginn der Beobachtungsperiode abgenommen. In einer zweiten Gruppe, die die meisten europäischen Staaten, Israel und Japan betrifft, ist die Mortalität erst nach einigen Jahren zurückgegangen. Innerhalb dieser zweiten Gruppe sank die Sterblichkeit an Hochdruck relativ früh in der Schweiz, in Schweden und Island; relativ spät in Israel, Oesterreich, Westberlin, DDR und Polen.

Wird für England zu Beginn der untersuchten Periode für die Jahre 1950 bis 1952 die standardisierte Sterberate SMR als 100 angenommen, so betrug sie 1967 für Männer 40 und für Frauen 45 (Cochrane, 5).

Wird für die Schweiz von den altersspezifischen Sterberaten von 1951 als Standard ausgegangen und die SMR in 1951 als 100 bezeichnet, sinkt die SMR bis ins Jahr 1968 auf 73 für Männer und auf 66 für Frauen. Die Klassifikationen der Todesursachen sind jedoch für diese Periode in England und in der Schweiz nicht identisch. Werden der Berechnung der standardisierten Sterberate für die Schweiz 1969 bis 1975 die altersspezifischen Sterberaten von 1969 als Standard zugrunde gelegt und die SMR in 1969 als 100 bezeichnet, nimmt diese bis 1974 erneut auf 64 für Männer und 72 für Frauen ab (Abb. 9, 10), steigt dann aber im folgenden Jahr wieder auf 90 (Männer) resp. 82 (Frauen).

Aufschlussreich ist die Analyse der Mortalität innerhalb der Cohorten: 1951 betrug die Sterblichkeit an Hypertonie für 40 bis 49jährige 16,6, rund 10 Jahre später, 1961, betrug die Mortalität für die nun 50 bis 59jährigen Angehörigen jener Cohorte 45,1. Verglichen mit der Mortalität 50 bis 59jähriger im Jahre 1951 (57,6) wird ein deutlicher Rückgang sichtbar: 50 bis 59 Jahre alte Personen hatten zu Beginn der Beobachtungsperiode 1951 eine Mortalität von 57,6, die Sterblichkeit für die gleiche Cohorte 1961 für die nun 60 bis 69jährigen 107,8, verglichen mit der Sterblichkeit von 169,2 im Jahre 1951.

Schematisch geben die Abbildungen 11, 12 und 23 die Differenz zwischen erwarteten und eingetretenen Todesfällen an Hypertonie seit 1951 wieder.

Abbildung 23: Erwartete und eingetroffene Sterbefälle an Hypertonie
Männer und Frauen, Schweiz 1951 - 1968

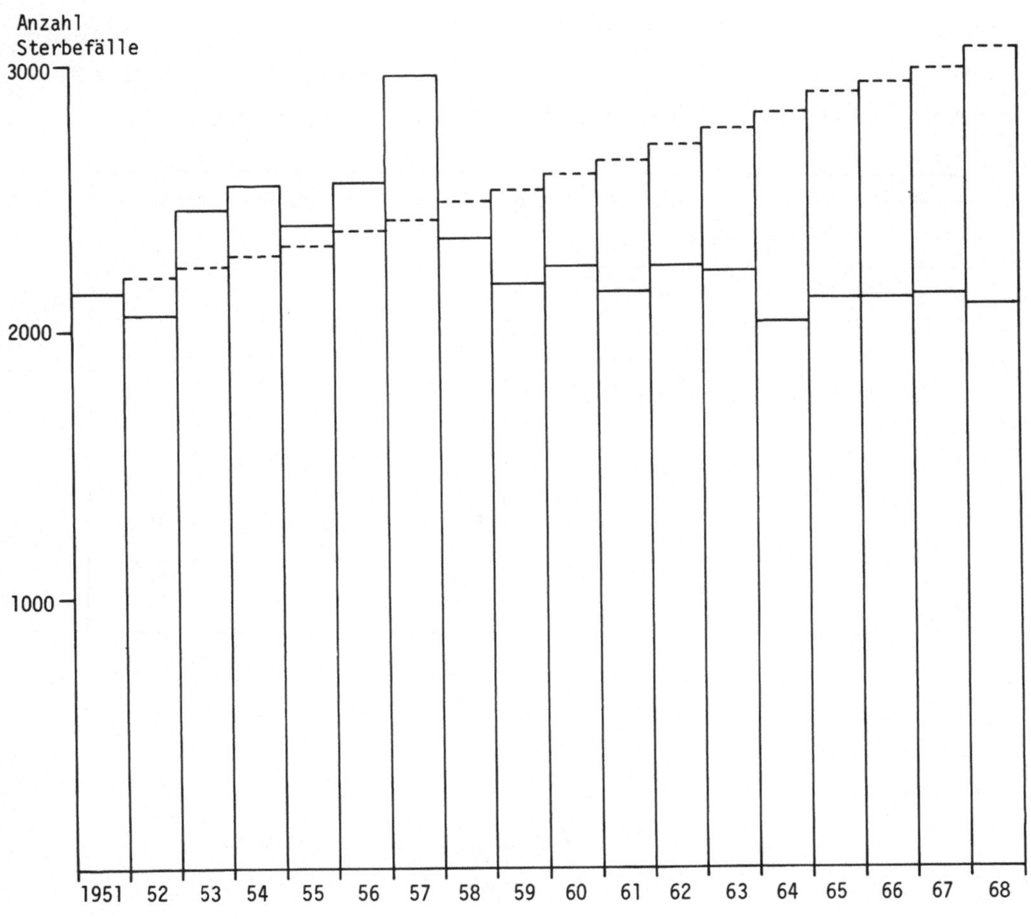

Die Beziehung zwischen dem Rückgang der Hypertonietodesfälle und der Zeitentwicklung kann als lineare Regression dargestellt werden: Wird auf der Ordinate die Differenz erwartete zu eingetroffene Sterbefälle eingetragen (1969: 0, 1970: 227, ...1975: 273), so kann auf der Abszisse die Zeit aufgezeichnet werden mit 1969 als erstem Jahr. Für 1975 liegt die beobachtete Zahl von 273 Todesfällen knapp ausserhalb der Vertrauensschranken.* Die Wahrscheinlichkeit, zufällig eine Zahl über oder unter den Vertrauensgrenzen zu erhalten, ist kleiner als 1 : 100. Die im Vergleich zu den Vorjahren überraschend niedrige Zahl ist somit kaum zufallsbedingt. Es ist demzufolge wichtig, den Verlauf über die nächsten Jahre zu beobachten.

Variablen	Y	Anzahl "verhüteter" Sterbefälle an Hypertonie
	X_1	Jahr (1969 = 1)

Lineare Regression	$\bar{y}_x = 89 + 55{,}36 \cdot x_1$	
Bestimmtheitskoeffizient	$r^2_{yx_1}$	0,48
Korrelationskoeffizient	r_{yx_1}	0,69 nicht signifikant 5 % Vertrauensgrenze: 0,754 1 % " : 0,874 Z = 2,16

---

*)

$$\bar{y} \pm t_{0,05} \frac{s_{\bar{y}_x}}{\sqrt{7}} = \bar{y} \pm 120{,}92$$

$$\bar{y} \pm t_{0,01} \frac{s_{\bar{y}_x}}{\sqrt{7}} = \bar{y} \pm 179{,}34$$

durchschnittliche Zahl "verhüteter" Sterbefälle 1975: $\bar{y}_{1975} = 476{,}52$

99 % Vertrauensbereich $\bar{y}_{1975} \pm 120{,}92 = 655{,}86 > y > 296{,}18$

Variabeln	y Anzahl "verhüteter" Sterbefälle an Hypertonie
	x_2 Gesamtumsatz an Antihypertensiva in 1000 sFr.

Linerare Regression	$\bar{y}_x = - 234{,}92 + 0{,}04\ x_2$	
Bestimmtheitskoeffizient	$r^2_{yx_2}$	0,16
Korrelationskoeffizient	r_{yx_2}	0,40 nicht signifikant

Der Zusammenhang zwischen der Abnahme der Sterbefälle, der Zeitentwicklung und dem Antihypertensiva-Umsatz kann graphisch als Gerade dargestellt werden (Abbildung 24). Die Anzahl verhüteter Todesfälle, die Zeit in Jahren und die Umsatzsteigerung an blutdrucksenkenden Medikamenten sind dabei als 3 Variabeln eingezeichnet. Der sogenannte Bestimmtheitskoeffizient misst den Prozentsatz der Varianz in der einen Variabeln, der durch die Assoziation zwischen zwei Variabeln begründet ist. 48 % der Varianz in der Entwicklung der Anzahl "verhüteter Hypertonietodesfälle" sind durch die Assoziation zwischen der Anzahl Todesfälle und der Anzahl Jahre bedingt. Die Einführung der Umsatzentwicklung in Franken als weitere Variable erklärt von der verbleibenden Varianz lediglich noch 4 %.

16 % der Varianz in der Anzahl der verhüteten Hypertonie-Todesfälle sind durch die Assoziation zwischen der Anzahl Todesfälle und der Antihypertensiva-Umsatzentwicklung begründet. Die Berücksichtigung der Zeit als zusätzliche Variable erklärt von der verbleibenden Varianz weitere 40 %.

Variabeln	y	Anzahl "verhüteter" Sterbefälle an Hypertonie
	x_1	Jahr
	x_2	Gesamtumsatz an Antihypertensiva in 1000 sFr.

y	x_1	x_2
0	1969 = 1	8763,8
227	1970 = 2	10383,5
302	1971 = 3	12003,2
414	1972 = 4	13521,1
427	1973 = 5	15392,5
530	1974 = 6	16867,7
273	1975 = 7	18428,3

Multiple Regression	$\bar{y}_x = -166{,}64 - 0{,}04\ x_1 + 0{,}35\ x_2$	
Varianz	$\bar{s}^2_{y \cdot x_1 x_2}$	22 322,85
Bestimmtheitskoeffizient	$R^2_{y \cdot x_1 x_2}$	0,50
Korrelationskoeffizient	$R_{y . x_1 x_2}$	0,71 nicht signifikant
Partieller Bestimmtheitskoeffizient	$r^2_{y x_1 \cdot x_2}$	0,40
" "	$r^2_{y x_2 \cdot x_1}$	0,04
	$r^2_{y x_1}$	0,48 nicht signifikant
	$r^2_{y x_2}$	0,16 nicht signifikant

Der Korrelationskoeffizient für den Zusammenhang der 3 Variabeln Rückgang der Sterbefälle, Zeitentwicklung und Umsatzentwicklung ist mit 0,7 nicht signifikant. Auch der Korrelationskoeffizient zwischen den beiden Variabeln Rückgang der Sterbefälle und Zeitentwicklung ist statistisch nicht signifikant, obwohl die Differenz erwartete zu eingetretene Sterbefälle einen deutlichen Rückgang der Todesfälle seit 1969 aufweist. Die Korrelation zwischen Umsatzsteigerung in Franken und Zeitentwicklung ist jedoch hochsignifikant, wie auch diejenige zwischen Umsatzzunahme in Einheiten und Zeit.

Abbildung 24: Abnahme der Hypertoniesterbefälle und Entwicklung des Antihypertensiva-Verbrauchs, Schweiz 1969 - 1975

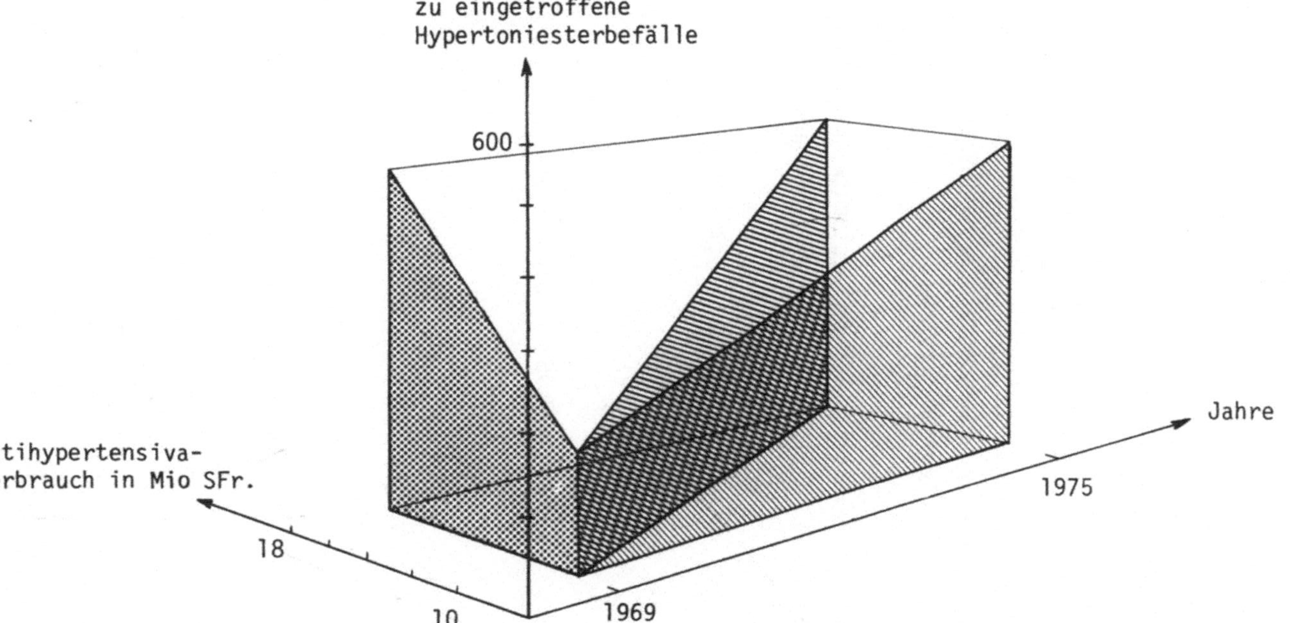

Variabeln	y	Gesamtumsatz an Antihypertensiva in 1000 sFr.
	x	Jahr (1972 = 1)

Die Beziehung Umsatzsteigerung in Fr. und Zeitentwicklung ist als lineare Regression darstellbar:

$$\bar{y}_x = 12003,20 + 1619,68 \cdot x$$

$$r_x^2 = 1,0$$

$$r = 1$$ signifikant

Variabeln	y	Gesamtumsatz an Antihypertensiva in 1000 Einheiten
	x	Jahr (1972 = 1)

Die Korrelation zwischen Umsatzentwicklung in Einheiten und Zeitentwicklung als lineare Regression lautet:

$$\bar{y} = 1081,05 + 30,78 \cdot x$$

$$r_x^2 = 0,91$$

$$r = 0,95$$ signifikant

Korrelation bedeutet hingegen höchstens gleichsinnige Bewegung, "Mit-" Bewegung, stellt jedoch keinen Beweis für eine kausale Beziehung dar.

Aufgrund der Durchschnittswerte (linerare Regression) nahmen die Sterbefälle von 1972 bis 1975 um 9 % ab.* Graphisch ist diese Verminderung in Abbildung 25 zusammen mit der prozentualen Zunahme des Gesamtumsatzes an Antihypertensiva im gleichen Zeitraum dargestellt. Der Gesamtumsatz an blutdrucksenkenden Medikamenten stieg von 1972 bis 1975 um fast 36 % in Fr. und 8 % in Einheiten. Die Hypertonietodesfälle haben damit seit 1972 prozentual etwa gleich stark abgenommen, wie der Verbrauch an Antihypertensiva-Einheiten gestiegen ist. Dazu ist jedoch zu bemerken, dass Daten bezüglich des Gesamtumsatzes erst ab 1972 vorliegen und nicht ermittelt werden konnte, wie sich der steigende Verbrauch auf Klein- und Grosspackungen verteilte. In absoluten Werten ausgedrückt betrug die durchschnittliche jährliche Umsatzzunahme seit 1972 30 800 Einheiten, resp. 1,6 Mio Fr.

Für England und Wales hatte R. Bruppacher für den Verbrauch von Antihypertensiva und den Verlauf der Sterberate an hypertensiven Erkrankungen eine auffallende Parallelität nachweisen können (16).

Mit der Frage, ob es sich um eine zufällige oder kausale parallele Entwicklung handelt, ist auf die eingangs gestellte Hypothese zurückzukommen, wonach die Sterblichkeit an Hochdruckkrankheiten in der Schweiz abgenommen hat, und dass dieser Rückgang der Hypertoniemortalität mit der Einführung und dem Verbrauch an blutdrucksenkenden Medikamenten kausal korreliert.

Wie gezeigt ist in den letzten zwanzig Jahren die Mortalität deutlich gesunken. Diese Abnahme der Sterblichkeit an Hochdruck zeichnet sich bereits in der Beobachtungsperiode 1951 bis 1968 ab und lässt sich im untersuchten Zeitraum 1969 bis 1975 weiterhin verfolgen. Die Klassifikation nach der schweizerischen Nomenklatur der Todesursachen 1951 bis 1968 ist jedoch mit der internationalen Klassifikation der Krankheiten und Todesursachen, ergänzt für den schweizerischen Gebrauch ab 1969, 8. Revision, lediglich beschränkt vergleichbar. In der Nomenklaturperiode 1951 bis 1968 wurde mehr

---

*) $\bar{y}_x = 6,41 + 3,04 \cdot x$ $\bar{y}_{1969} = 9,45$ %

$\bar{y}_{1972} = 18,57$ %

$\bar{y}_{1975} = 27,69$ %

Abbildung 25: Prozentuale Abnahme der Hypertoniesterbefälle und prozentuale Entwicklung des Antihypertensiva-Umsatzes Schweiz 1972 - 1975

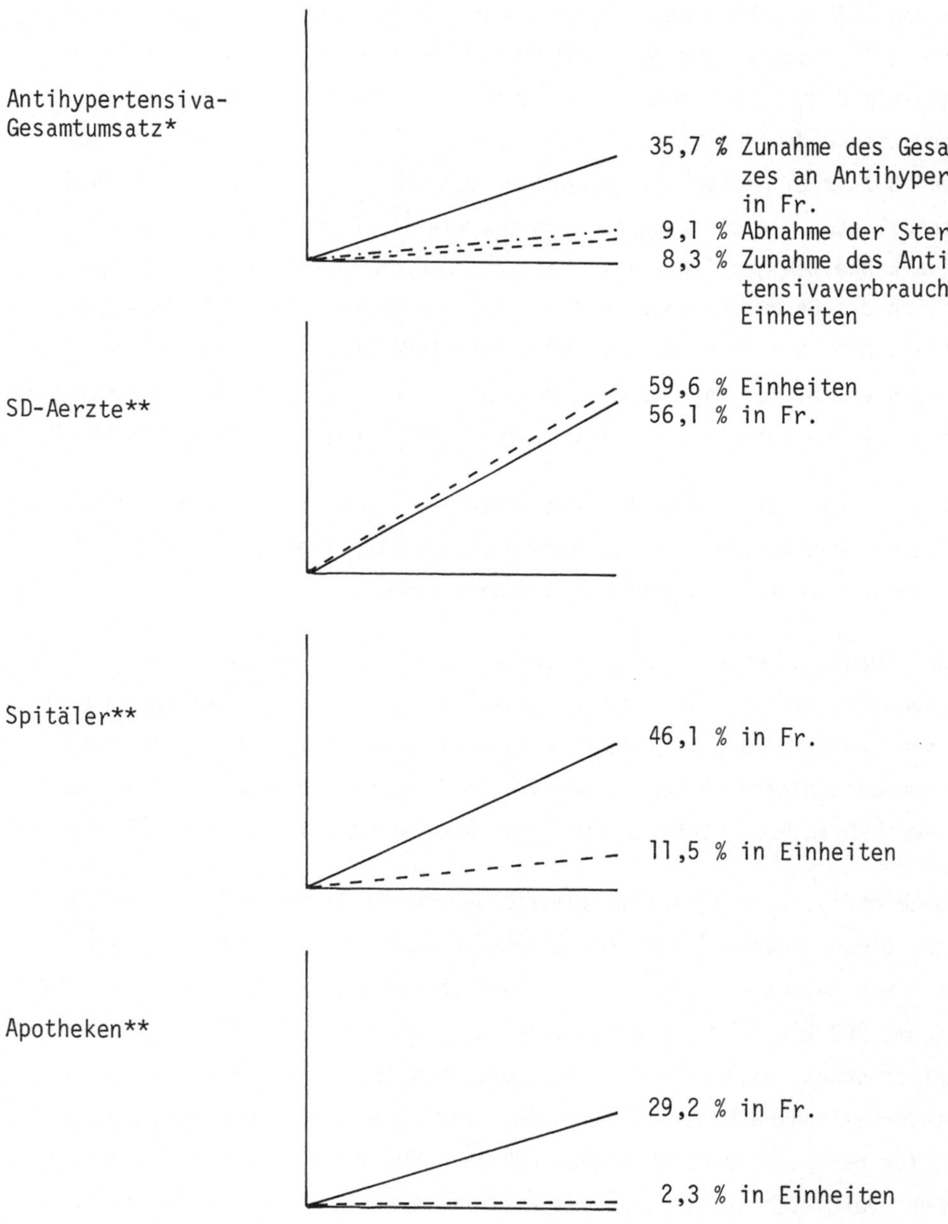

*) Aufgrund der Durchschnittswerte (lineare Regression) 1972 und 1975

**) Anhand der absoluten Werte 1972 und 1975

auf die Grundkrankheit eingegangen und z. B. ein Todesfall eines Hypertonikers an Apoplexie der Hypertonie zugeordnet. In der ICD-Klassifizierung seit 1969 wird er hingegen als "Gehirnblutung mit Hypertonie" eingereiht.

Zur Codierung der Apoplexie nach der ICD-Nomenklatur ist jedoch ferner zu bemerken, dass bei gleichzeitiger maligner Hypertonie diese als Grundkrankheit gilt und den Vorrang hat (ICD 400). Alle anderen Hypertoniefälle bei Krankheiten der Hirngefässe treten aber hinter der Nummer ICD 430 - 438 zurück und erhalten dort die vierte Ziffer .0 "mit benigner Hypertonie". In der schweizerischen Nomenklatur der Todesursachen 1951 bis 1968 bestanden somit keine kombinierten Nummern.

In der unikausalen Todesursachenstatistik erscheint die Grundkrankheit, nicht die unmittelbare Todesursache. Ein Todesfall an akutem Myokardinfarkt mit Hypertonie (ICD 410.0) ohne Arteriosklerose wird mit einer fünften Ziffer .0 gekennzeichnet, mit Arteriosklerose als .1. In der Nomenklaturperiode 1951 bis 1968 wird er unter "übrige Hypertonie mit Herzerkrankung" (437) eingeordnet, wenn keine Arteriosklerose bestand, mit Arteriosklerose jedoch als Nummer 415. Wurde kurz "Herzinfarkt" gemeldet, so wurde mit 416 chiffriert.

Da in der früheren Periode somit nach anderen Kriterien kodiert worden ist, sind die Mortalitätsraten der beiden Zeiträume vor und nach 1969 nicht miteinander vergleichbar, lediglich in beschränktem Mass deren Entwicklung. Es ist aber unwahrscheinlich, dass - unabhängig voneinander - in beiden Perioden 1951 bis 1968 und 1969 bis 1975 Verschiebungen in der Klassifikation der Todesursachen stattgefunden hatten, die in jedem Zeitraum einen scheinbaren Rückgang der Hypertoniemortalität bewirkten.

Die rohe Mortalität an Gehirnblutung (schweizerische Nomenklatur der Todesursachen Nr. 300) hat von 1951 bis 1968 abgenommen, nämlich von 6,6 pro 100 000 Einwohner im Jahr 1951 und dann von 1957 an unter 5,0 absinkend bis 3,8 (1967). Im folgenden Jahr stieg sie allerdings wieder auf 5,2. Es ist jedoch daran zu erinnern, dass in jener Periode ein Sterbefall bei bekanntem Hochdruck in der Todesursachenstatistik nicht der Gehirnblutung sondern der Hypertonie zugeordnet wurde. (Abbildung 26, Tabelle 29)

Im ICD-Zeitraum seit 1969 stieg die rohe Sterblichkeit pro 100 000 Einwohner an Gehirnblutung mit benigner Hypertonie (ICD 431.0) von 3,5 auf 4,6 (ohne Arteriosklerose), wogegen die rohe Mortalität an Gehirnblutung mit benigner Hypertonie mit Arteriosklerose konstant blieb. (Abbildung 27, Tabelle 30)

Die rohe Mortalität an Gehirnblutung ohne Hypertonie und ohne Arteriosklerose änderte sich von 1969 bis 1975 nicht, diejenige an Gehirnblutung ohne Hypertonie mit Arteriosklerose verringerte sich leicht. Noch deutlicher käme dies bei der Untersuchung der Mortalität nach Alter und Geschlecht zum Ausdruck, was jedoch im Rahmen dieser Arbeit nicht möglich war. Die altersspezifische Mortalität der ganzen Kategorie der cerebrovaskulären Krankheiten blieb 1970 bis 1974 für die Gruppen unter 65 Jahre konstant, für die älteren Klassen nahm sie etwas ab. (Tabelle 31)

Die Analyse der rohen Sterblichkeit an Apoplexie führt zu keinen Anhaltspunkten, dass die Abnahme der Hochdruckmortalität nur scheinbar ist und auf einer anderen Klassifikation der Todesursachen beruht, denn ein Rückgang seit 1957 ist sowohl betreffend der Mortalität an Hypertonie als auch betreffend derjenigen an Apoplexie zu beobachten. Ausserdem ist die Vermutung naheliegend, dass die Verringerung der rohen Sterblichkeit an Gehirnblutung auf die Hypertoniebehandlung zurückzuführen ist und damit den Beweis der Wirksamkeit der Hochdruckbehandlung untermauert.

In den USA hatte zwar die cerebrovaskuläre Mortalität bereits 1952 abgenommen, noch vor der breiten Anwendung von Antihypertensiva; jedoch ging sie dann vor allem seit 1963 zurück, "am stärksten (8,7 %) 1975, wahrscheinlich als Zeichen eines Erfolges der gegenwärtigen Bemühungen im ganzen Lande, die Hypertonie wirkungsvoller zu behandeln" (W. J. Walker, 17).

Die rohe Sterblichkeit an Embolie, Thrombose der Koronararterien (Nr. 416) hatte in der Schweiz von 1951 von 9,9 pro 100 000 Einwohner bis 1968 um das Anderthalbfache auf 26,4 zugenommen. Es ist zu erinnern, dass damals bei gleichzeitiger Hypertonie, Todesfälle an Koronararterienverschlüssen unter Hypertonie eingereiht wurden. Im ICD-Zeitraum waren 1969 26 Todesfälle an akutem Myocardinfarkt mit Hypertonie (ICD 410.0*) gemeldet worden, 1975 nur noch 1 Sterbefall. Die Anzahl Todesfälle an akutem Myocardinfarkt ohne Hypertonie (ICD 410.9*) stieg dabei gleichzeitig von 1034 (im Jahr 1969) auf 1381 (1975). Auch aus diesen Daten kann nicht gefolgert werden es handle sich um einen scheinbaren Rückgang der Hochdruckmortalität, der wegen Verschiebung der Klassifikation der Todesursachen entstand. (Tabelle 30)

---

*) ohne Arteriosklerose

Abbildung 26: Rohe Mortalität an Gehirnblutung und Gehirnembolie, -thrombose
Schweiz 1951 - 1968 (pro 100 000 Einwohner)
Schweizerische Nomenklatur der Todesursachen Nr. 300 und Nr. 303

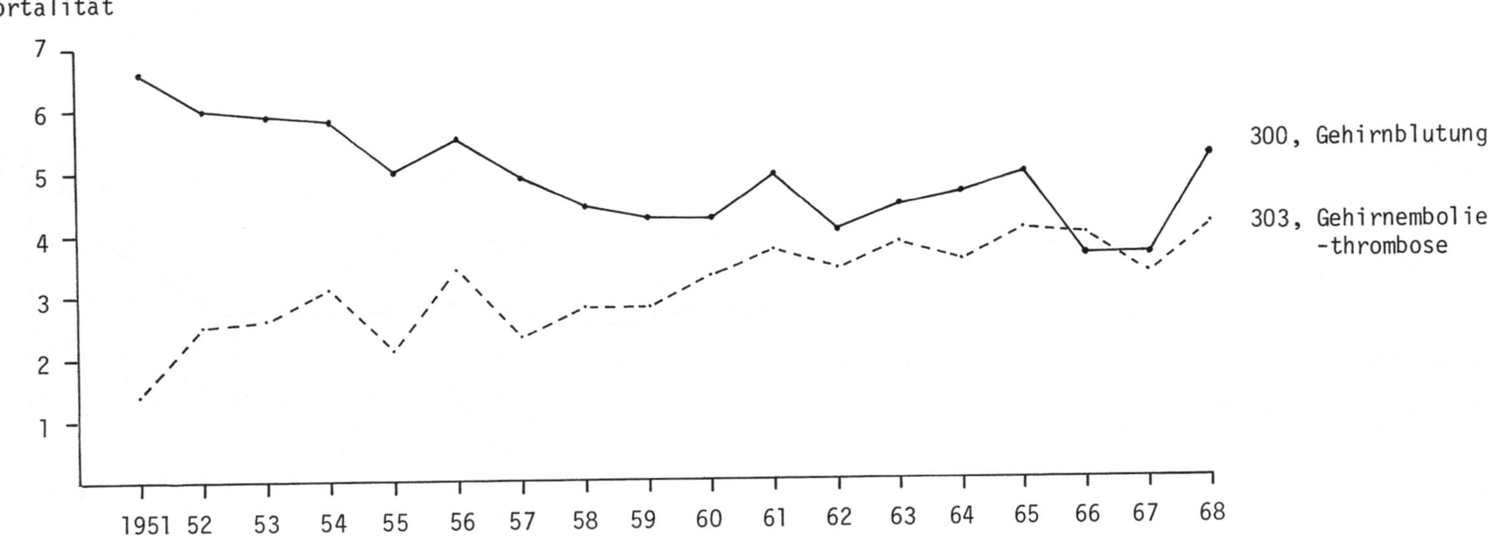

Abbildung 27: Rohe Mortalität an Gehirnblutung (pro 100 000 Einwohner)
Schweiz 1969 - 1975, ICD 431

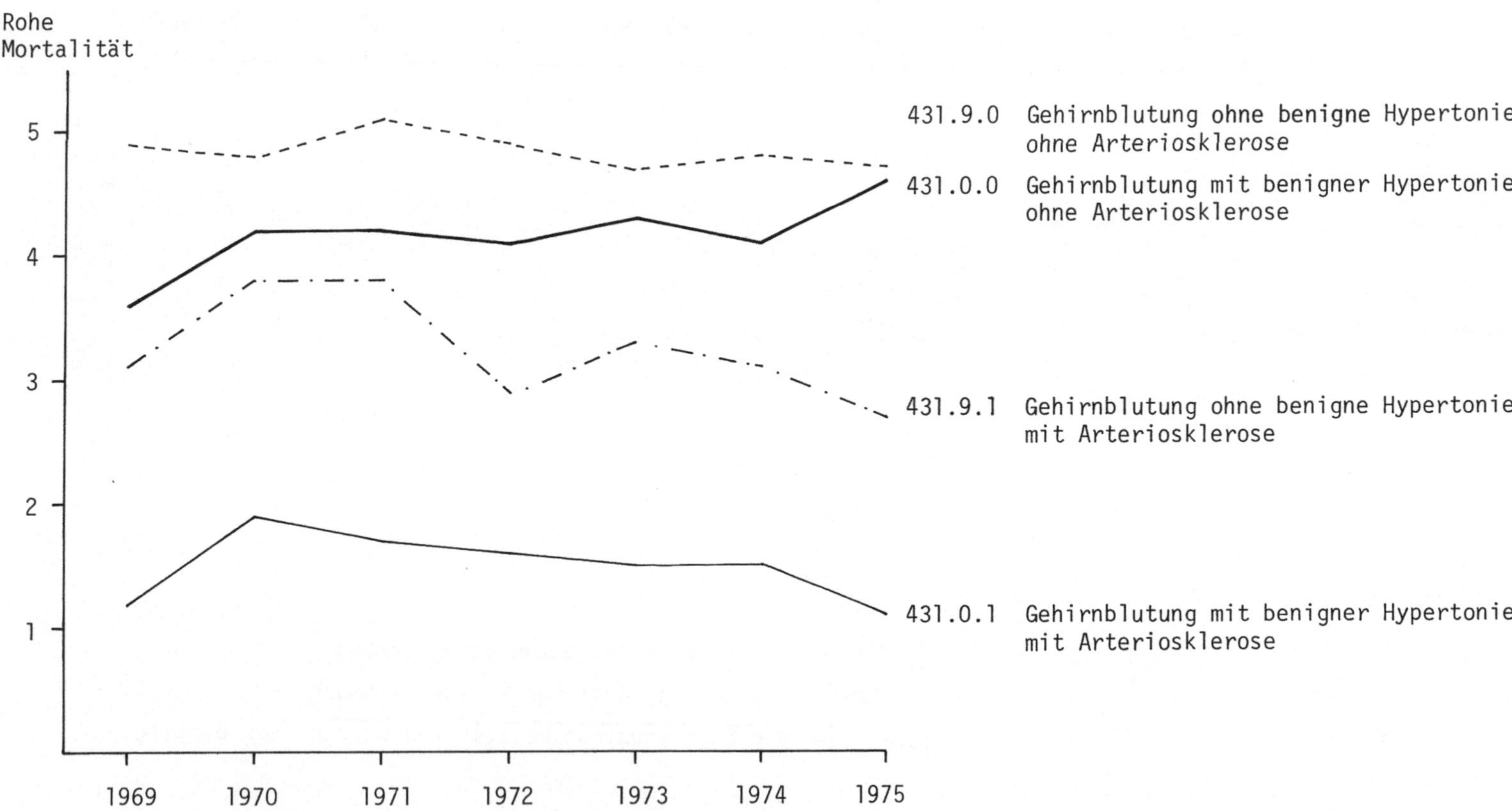

Mit der Abnahme der Mortalität ist zugleich ein Anstieg des Verbrauchs an Antihypertensiva in der Schweiz festzustellen. Auffallend ist die zeitliche Koinzidenz der Einführung der Antihypertonika, vor allem der Reserpin-Kombinationen in der zweiten Hälfte der Fünfziger Jahre und später Methyldopa anfangs der Sechziger Jahre, mit dem Rückgang der Mortalität.

Dass Diuretika allein dafür verantwortlich zu machen wären, ist aus mehreren Gründen unwahrscheinlich: 1. Nach R. Bruppacher korreliert ihre Verbrauchszunahme bei seiner Analyse der Daten von England und Wales schlechter als diejenige für die übrigen Antihypertonika, besonders Alphamethyldopa (persönliche Mitteilung von R. Bruppacher). 2. Diuretika werden gemäss IMS-Statistik von freipraktizierenden Aerzten bei Essentieller Hypertonie nur in etwa 9 % allein ohne fixe Arzneimittelkombination verschrieben (Gruppe 27). Wie früher erwähnt sind jedoch Diuretika allein zu wenig wirksam, um schwere Hypertonieformen zu normalisieren. Bei letzteren werden Kombinationen von Medikamenten eingesetzt. In erster Linie sind es ja auch diese schweren Hochdruckfälle, die für die Mortalitätsrate verantwortlich sind.

Neben Diuretika kämen als weitere Alternativen als Ursache des Rückgangs der Hypertoniemortalität in Frage: Gewichtsverminderung, diätetische Massnahmen (Fett-/Cholesterinarme Ernährung, Kochsalzrestriktion), allgemeine Lebensweise.

Trotz zunehmender Bemühungen um Gesundheitserziehung in Bezug auf die Gewichtsnormalisierung, auf Verminderung des Fettanteils und des Cholesteringehalts der Nahrung und auf körperliches Training sind diese Bestrebungen erst in den Anfängen und in den letzten Jahren nur langsam vorgerückt. Für einen bereits nachweisbaren Mortalitätsrückgang seit 1956/57 sind diese Faktoren der Lebensführung kaum verantwortlich zu machen. Auch bezüglich der Kochsalzverwendung hat sich über die letzten Jahre keine allgemein verbreitete wesentliche Restriktion eingebürgert.

Als weitere Faktoren wären vergrössertes Gesundheitsbewusstsein (z. B. Vorsorgeuntersuchungen auf Risikofaktoren für ischämische Herz-Kreislaufkrankheiten) sowie verbesserte ärztliche Versorgung zu erwähnen. Indirekt würde damit aber wieder die Wirkung von Arzneimitteln eine Rolle spielen, da doch bei etwa vier Fünftel der Konsultationen für Essentielle Hypertonie z. B. Medikamente verschrieben wurden (IMS, Tabelle 27).

Dass es sich beim Antihypertonika-Markt um eine tatsächliche (inadäquate Behandlung) und eine potentielle (unbekannte, somit unbehandelte Fälle, Dunkelziffer) Underconsumption einer Medikamentengruppe handelt, belegt der Ausdruck der Amerikaner "The 1/2 + 1/2 + 1/2 Problem": "Die Hälfte der Hochdruckkranken ist unbekannt, die Hälfte der bekannten Hypertoniker unbehandelt und die Hälfte der behandelten Hypertoniker nicht optimal eingestellt (H. P. Wolff, 18)." Analoge Entwicklungen der Hypertonie-Mortalität und des Antihypertensiva-Verbrauchs in andern industrialisierten Ländern sowie der Ausschluss von möglichen ursächlichen Alternativen machen eine kausale Assoziation des Rückgangs der Hochdruckmortalität und der Zunahme des Antihypertensiva-Verbrauchs plausibel (19, 20).

Auf die Problematik der Beziehung Ursache und Wirkung aus philosophischer Sicht soll hier nicht eingegangen werden, wonach z. B. Hume das Kausalitätsprinzip ganz allgemein in Frage stellt.

Von der Epidemiologie her geht es bei der Auffassung von Ursache und Wirkung um die Entdeckung von Zusammenhängen mit dem Zweck, Möglichkeiten zur Krankheitsprävention zu finden. Eine kausale Assoziation ist demzufolge eine Beziehung zwischen Kategorien von Ereignissen, bei denen eine Veränderung der Häufigkeit oder der Eigenschaft der einen Kategorie eine Veränderung der folgenden Kategorie bewirkt (Mac Mahon, 21).

Vom epidemiologischen Standpunkt aus sind dabei zur Beweisführung die Zeitfolge, die Stärke des Zusammenhangs und die Uebereinstimmung mit bestehenden Kenntnissen und Wissen heranzuziehen:

1. Zur Zeitfolge ist zu bemerken, dass die Hypertoniemortalität seit ca. 1953/54 nicht mehr anstieg (wie in den 40er und Anfang der 50er Jahre) und anschliessend seit ca. 1957 sank (vgl. Abb. 5). Die Einführung von Hydralazin fällt dabei ins Jahr 1952, von Reserpin und Dihydralazin ins folgende Jahr und von Reserpin-Kombinationen gegen Ende der 50er Jahre. Die Konstanz der Entwicklung - Anstieg des Antihypertensiva-Verbrauchs und Absinken der Sterberate - spricht für eine ursächliche Beziehung.

   Die Untersuchung der Mortalität an Apoplexie gibt keine Hinweise, dass der Rückgang der Hypertoniesterblichkeit nur scheinbar ist und auf einer anderen Klassifikation der Todesursachen beruht, denn sowohl betreffend Hypertonie als auch für Apoplexie ist die Mortalität kleiner geworden.

Die Vermutung ist naheliegend, dass die Abnahme der rohen Sterbeziffer an Gehirnblutung auf die Hypertoniebehandlung zurückzuführen ist und damit den Beweis der Wirksamkeit der Hochdruckbehandlung untermauert.

2. Die Korrelationen zwischen dem Rückgang der Hypertonie-Todesfälle, dem Zeitverlauf und dem Antihypertensivaumsatz sind in Abbildung 24 veranschaulicht. Diese Korrelationen können zwar keinen Beweis erbringen, zeigen jedoch auch graphisch eine gleichsinnige Mitbewegung der einzelnen Variabeln. Der Verbrauch an blutdrucksenkenden Medikamenten in Einheiten stieg parallel dem Rückgang der Sterbefälle an Hochdruckkrankheiten (vgl. die relative Zunahme des Umsatzes an Antihypertensiva-Einheiten von 8 % und den relativen Rückgang an Hypertonie-Todesfällen von 9 % in Abbildung 25). Diese auffallende Parallelität weist auf einen kausalen Zusammenhang hin.

3. Die Uebereinstimmung mit den bestehenden Erfahrungen über den Verlauf bei unbehandelten gegenüber behandelten Hochdruckpatienten - wie anhand der Veterans Administration Studie in der Tabelle 1 dargestellt - unterstützt ebenfalls die Richtigkeit der Annahme.

Die Hypothese eines kausalen Zusammenhangs zwischen Anstieg des Antihypertensivaverbrauchs und Rückgang der Hypertoniemortalität ist somit aufgrund der vorliegenden Untersuchung in hohem Grad einleuchtend und wahrscheinlich.

Zusammenfassung

Zur Beurteilung der Wirksamkeit der blutdrucksenkenden Behandlung kann von der Epidemiologie ausgehend die Entwicklung der Hypertoniemortalität herangezogen werden.

Die Sterblichkeit an Hochdruckkrankheiten ist in der Schweiz in den letzten 20 Jahren deutlich gesunken. Die altersberichtigte Sterbeziffer an Hypertonie nahm von 1951 bis 1968 um ein Drittel ab und verringerte sich in der nunfolgenden ICD-Klassifikation von 1969 bis 1974 erneut um ein Drittel, nämlich von 21 auf 14 pro 100 000 Einwohner, stieg dann aber 1975 wieder auf fast 18.

Die Untersuchung der Sterblichkeit an Apoplexie gibt keine Hinweise, dass der Rückgang der Hypertoniemortalität nur scheinbar ist und auf einer anderen Klassifikation der Todesursachen beruht, denn sowohl für Hypertonie als auch für Apoplexie hat sich die Mortalität verringert. Die Vermutung ist naheliegend, dass die Abnahme der rohen Sterbeziffer an Gehirnblutung auf die Hypertoniebehandlung zurückzuführen ist und damit den Beweis der Wirksamkeit der Hochdruckbehandlung untermauert.

Mit der Abnahme der Hypertoniemortalität ist ein Anstieg des Verbrauchs an Antihypertensiva in der Schweiz festzustellen. Der Jahresumsatz an blutdrucksenkenden Medikamenten stieg seit 1972 um 1,6 Mio Franken beziehungsweise um 30 000 Einheiten.

Die zeitliche Entwicklung und die Stetigkeit der Verläufe - Rückgang der Hypertoniemortalität seit 1957 und Zunahme des Medikamentenverbrauchs - weisen auf einen kausalen Zusammenhang hin. Seit 1972 stieg der relative Umsatz an Antihypertensiva-Einheiten um 8 %, gegenüber einem relativen Rückgang der Hypertonie-Todesfälle um 9 %. Diese vergleichbare Entwicklung sowie die Uebereinstimmung mit den bestehenden Erfahrungen über den Verlauf bei behandelten im Gegensatz zu unbehandelten Hochdruckpatienten machen als weitere Argumente die Hypothese eines kausalen Zusammenhangs zwischen Anstieg des Antihypertensivaverbrauchs und Rückgang der Hypertoniemortalität in hohem Grade einleuchtend und wahrscheinlich.

Summary

The effectiveness of antihypertensive treatment may be gauged from epidemiological data on the trend of mortality due to hypertension. In Switzerland the death rate from hypertensive diseases has fallen appreciable during the last 20 years. The age-adjusted death rate from hypertension declined by a third between 1951 and 1968. In the period from 1969 to 1974 (in which the ICD classification was adopted) it showed a further fall of one-third, namely from 21 to 14 per 100 000 inhabitants, but rose again in 1975 to almost 18 per 100 000 inhabitants.

At the same time cerebrovascular mortality declined also, a further indication of the effectiveness of antihypertensive therapy.

In Switzerland the decline in mortality due to hypertension has gone hand in hand with a rise in the consumption of antihypertensive drugs. Annual sales of these drugs have increased since 1972 by 1,6 million Swiss francs or 30 000 units.

The timing and the consistency of these two trends - the decline in the mortality from hypertension since 1957 and the increase in the consumption of antihypertensive drugs - point to a causal relation. Since 1972 the relative turnover of antihypertensive drugs in terms of units has risen by 8 %, and this has coincided with a relative decline in deaths from hypertension of 9 %. This particular trend, which is in keeping with the increased life expectancy of treated hypertensives compared with that of untreated hypertensives, lends further support to the hypothesis that a <u>causal relation exists between the rise in the consumption of antihypertensive drugs and the decline in mortality due to hypertension</u>.

Résumé

Pour évaluer l'efficacité du traitement hypotenseur on peut se fonder, en partant de l'épidémiologie, sur l'évolution de la mortalité due à l'hypertension.

La mortalité due à l'hypertension a sensiblement diminué en Suisse au cours des 20 dernières années. La mortalité - corrigée par tranches d'âge - due à l'hypertension a régressé d'un tiers de 1951 à 1968, puis diminua dans la période suivante de 1969 à 1974 d'un autre tiers (avec la classification ICD) en passant de 21 à 14 pour 100 000 habitants, mais remonta ensuite à presque 18 en 1975.

On constate en Suisse l'augmentation de la consommation d'antihypertenseurs simultanément avec le recul de la mortalité due à l'hypertension. Le chiffre d'affaires annuel des médicaments hypotensifs a augmenté depuis 1972 de 1,6 millions de Francs et de 30 000 unités.

L'évolution chronologique et la constance de cette évolution - diminution de la mortalité due à l'hypertension depuis 1957 et augmentation de la consommation de médicaments - indiquent une relation causale. A partir de 1972, le chiffre d'affaires relatif en unités d'antihypertenseurs a augmenté de 8 % face à une régression relative de 9 % des décès dus à l'hypertension. Cette évolution comparable ainsi que la concordance avec les observations actuelles, relatives à l'évolution de l'affection chez les hypertendus traités comparés aux patients nontraités, constituent d'autres arguments qui rendent hautement plausible et probable l'hypothèse, selon laquelle il existe une relation causale entre l'augmentation de la consommation d'antihypertenseurs et la diminution de la mortalité due à l'hypertension.

Tabellenmaterial

Tabelle 2: Essentielle Hypertonie mit Herzerkrankung (Nr. 435)
Sterbefälle Schweiz 1951 bis 1968

	Männer	Frauen	Total
1951	42	69	111
1952	37	63	100
1953	49	60	109
1954	65	94	159
1955	55	96	151
1956	73	88	161
1957	62	132	194
1958	57	112	169
1959	46	113	159
1960	64	107	171
1961	84	117	201
1962	62	131	193
1963	75	125	200
1964	69	88	157
1965	57	96	153
1966	53	106	159
1967	50	78	128
1968	40	70	110

Tabelle 3: Essentielle Hypertonie: ohne Angaben von Herzkrankheit (Nr. 436)
Sterbefälle Schweiz 1951 bis 1968

	Männer	Frauen	Total
1951	37	54	91
1952	43	72	115
1953	63	92	155
1954	76	99	175
1955	57	85	142
1956	66	121	187
1957	61	117	178
1958	82	102	184
1959	40	106	146
1960	61	85	146
1961	68	87	155
1962	61	99	160
1963	83	106	189
1964	43	90	133
1965	58	68	126
1966	55	72	127
1967	47	62	109
1968	33	53	86

Tabelle 4: Sterbefälle an übriger Hypertonie mit Herzerkrankung (Nr. 437)
Schweiz 1951 bis 1968

	Männer	Frauen	Total
1951	372	607	979
1952	354	623	977
1953	472	704	1176
1954	419	739	1158
1955	370	715	1085
1956	431	791	1222
1957	545	915	1460
1958	447	757	1204
1959	388	720	1108
1960	407	702	1109
1961	379	642	1021
1962	369	722	1091
1963	375	697	1072
1964	377	630	1007
1965	396	696	1092
1966	374	722	1096
1967	397	722	1119
1968	439	715	1154

Tabelle 5: Sterbefälle an übriger Hypertonie ohne Angabe von Herzkrankheit (Nr. 438)
Schweiz 1951 bis 1968

	Männer	Frauen	Total
1951	374	594	968
1952	315	560	875
1953	411	624	1035
1954	397	653	1050
1955	381	650	1031
1956	369	620	989
1957	410	714	1124
1958	316	476	792
1959	287	468	755
1960	297	509	806
1061	290	478	768
1962	301	489	790
1963	309	453	762
1964	279	458	737
1965	310	436	746
1966	308	434	742
1967	339	436	775
1968	311	433	744

Tabelle 6: Sterbefälle an Hypertonie, 0 - 59-jährige
Nr. 435, 436, 437, 438, Schweiz 1951 - 1968

	435		436		437		438		Total
	M	F	M	F	M	F	M	F	M + F
1951	15	11	20	18	84	73	89	127	546
1952	9	18	20	25	73	92	65	123	478
1953	21	16	23	38	88	97	88	143	657
1954	14	16	30	32	70	79	90	133	588
1955	20	16	23	27	58	88	87	122	483
1956	20	11	22	46	87	67	76	131	506
1957	16	23	16	42	102	91	98	124	636
1958	19	13	21	24	96	80	77	89	508
1959	12	20	13	35	79	76	65	96	492
1960	18	13	14	20	77	60	67	90	455
1961	17	10	20	15	72	79	72	85	385
1962	17	10	18	20	72	64	76	58	323
1963	19	9	25	18	74	42	68	75	405
1964	18	9	11	14	62	52	53	78	358
1965	13	9	16	12	68	53	54	69	363
1966	12	9	16	9	70	57	66	59	357
1967	13	9	21	6	73	47	65	69	372
1968	13	6	8	9	80	51	71	52	272

Tabelle 7: Sterbefälle an Hypertonie, Schweiz 1969
nach ICD und Alter

ICD	Alter									Alle
	5-14	15-19	20-29	30-39	40-49	50-59	60-69	70-79	80+	
400.0.0 M				1		1	1		1	4
F							1	1		2
400.0.1 M									1	1
F								2		2
400.1.0 M						1	3			4
F							4	1	2	7
400.1.1 M							1	2		3
F										-
400.2.0 M						1	3			4
F					1		2	1		4
400.2.1 M							1	2		3
F										-
400.3.0 M					1	2	1			4
F	1				1	1	1	1	2	7
400.9.0 M			1							1
F				1	1		1		1	4
400.9.1 M							1			1
F								1	1	2
401.0.2 M					5	8	28	21	8	70
F					3	13	28	44	20	108
401.0.3 M					2	9	15	18	8	52
F					1	9	21	41	23	95
402.0.0 M				1	4	20	82	90	44	241
F				3	9	21	78	196	124	431
402.0.1 M		1			1	4	18	26	29	79
F						3	20	83	100	206
403.0.0 M			1		1	1	16	8	4	31
F				1	6	4	15	12	4	42
404.0.0 M				1	6	7	18	9	3	44
F				1	9	11	22	18	24	85
Total	1	1	2	9	51	116	381	577	399	1537

Tabelle 8: <u>Sterbefälle an Hypertonie, Schweiz 1970</u>
nach ICD und Alter

ICD	Alter									Alle
	5-14	15-19	20-29	30-39	40-49	50-59	60-69	70-79	80+	
400.0.0 M										-
F										-
400.0.1 M										-
F									1	1
400.1.0 M					1	2				3
F									3	3
400.1.1 M							1			1
F							1	1		2
400.2.0 M					1	3				4
F						1	1			2
400.2.1 M							1			1
F										-
400.3.0 M						5	2	2		9
F					1	2	1	3		7
400.9.0 M			1		1	3				5
F			1		1	1				3
400.9.1 M							2	2		4
F					2				1	3
401.0.2 M				1	2	1	7	5	3	19
F					1	7	14	23	17	62
401.0.3 M					1		8	9	6	24
F				1	3	3	15	29	25	76
402.0.0 M					4	15	40	65	34	158
F		1	1	2	3	17	71	165	136	396
402.0.1 M						3	19	37	39	98
F							18	65	107	190
403.0.0 M				2	3	9	14	9	1	38
F				2	6	11	15	24	10	68
404.0.0 M		1			5	8	17	15	6	52
F				1	4	11	24	40	35	115
Total		2	3	9	39	102	271	494	424	1344

Tabelle 9: Sterbefälle an Hypertonie, Schweiz 1971
nach ICD und Alter

	9-14	15-19	20-29	30-39	40-49	50-59	60-69	70-79	80+	Tota
400.0.0 M						1				1
F										-
400.0.1 M										-
F										-
400.1.0 M							1			1
F								3		3
400.1.1 M										-
F										-
400.2.0 M						2	4			6
F					1	1	1	1	1	5
400.2.1 M										-
F										-
400.3.0 M					3	1	5			9
F					1	4			2	7
400.9.0 M							1			1
F							1		1	2
400.9.1 M										-
F								1		1
401.0.2 M				1		4	10	9	5	29
F					3	6	12	23	13	57
401.0.3 M						6	9	8	2	25
F		1			1	3	15	16	11	47
402.0.0 M				1	3	14	58	55	35	166
F				1	6	24	69	151	126	377
402.0.1 M					2	1	13	28	41	85
F				1		1	9	78	105	194
403.0.0 M		1		3	1	8	27	6	8	54
F					8	16	18	21	18	81
404.0.0 M				2	3	5	19	22	10	61
F				1	4	10	18	34	24	91
Total		2	-	10	36	107	290	456	402	1303

Tabelle 10: Sterbefälle an Hypertonie, Schweiz 1972
nach ICD und Alter

	9-14	15-19	20-29	30-39	40-49	50-59	60-69	70-79	80+	Total
400.0.0 M										-
F										-
400.0.1 M										-
F										-
400.1.0 M					1	1	3		1	6
F							1	1	2	4
400.1.1 M										-
F							1	2		3
400.2.0 M						1	1			2
F						1		1		2
400.2.1 M										-
F								1		1
400.3.0 M					1	7	1			9
F				1		1			2	4
400.9.0 M								2		2
F							2			2
400.9.1 M							1			1
F										-
401.0.2 M			1	1	2	5	8	8	3	28
F					2	3	13	9	7	34
401.0.3 M					2	3	9	2	3	19
F					2	1	4	8	4	19
402.0.0 M				1	4	13	43	70	43	174
F				2	6	11	65	156	149	389
402.0.1 M						2	10	30	24	66
F					1	1	10	74	108	194
403.0.0 M	1	1			3	11	12	13	9	50
F		1	1	1	10	9	14	21	17	74
404.0.0 M					5	12	15	11	5	48
F		1	1		1	12	24	38	23	100
Total	1	3	3	6	40	94	237	447	400	1231

Tabelle 11: Sterbefälle an Hypertonie, Schweiz 1973
nach ICD und Alter

	9-14	15-19	20-29	30-39	40-49	50-59	60-69	70-79	80+	Total
400.0.0 M							1			1
F										-
400.0.1 M										-
F										-
400.1.0 M				1		1		1		3
F							2	1		3
400.1.1 M							1			1
F							1		2	3
400.2.0 M				1		3		1		5
F					1	1	1	2		5
400.2.1 M							1	1		2
F									1	1
400.3.0 M						3	1	1		5
F					1	1	1	1		4
400.9.0 M				1		2	1	2		6
F							1	1		2
400.9.1 M										-
F						1	1			2
401.0.2 M			1	2	1	3	8	10	6	31
F					1	5	10	19	14	49
401.0.3 M					1	5	3	3	4	16
F							12	17	10	39
402.0.0 M				1	3	17	41	71	35	168
F				1	2	10	57	172	139	381
402.0.1 M						4	17	36	27	84
F						2	6	62	112	182
403.0.0 M				1	2	5	10	13	7	38
F				2	8	8	22	11	19	70
404.0.0 M			1		2	9	20	18	12	62
F				3	3	9	19	42	21	97
Total			2	13	25	89	237	485	409	1260

Tabelle 12: Sterbefälle an Hypertonie, Schweiz 1974
nach ICD und Alter

	9-14	15-19	20-29	30-39	40-49	50-59	60-69	70-79	80+	Total
400.0.0 M			1				1			2
F						1				1
400.0.1 M										-
F										-
400.1.0 M						1				1
F									2	2
400.1.1 M										-
F										-
400.2.0 M					1	1	1			3
F					1			1	1	3
400.2.1 M							1		1	2
F									1	1
400.3.0 M				1		1	1			3
F					1		1			2
400.9.0 M					2	4	1			7
F						2	2	3	1	8
400.9.1 M							1		1	2
F										-
401.0.2 M					2	1	4	7	3	17
F					1	2	8	16	10	37
401.0.3 M						2	4	5		11
F					1		3	8	15	27
402.0.0 M				1	1	10	55	74	32	173
F			1		5	13	57	146	184	406
402.0.1 M					1	2	13	32	27	75
F							10	52	101	163
403.0.0 M					5	8	16	9	4	42
F		1	1	2	5	5	9	21	12	56
404.0.0 M				1	3	2	15	18	6	45
F				1	1	8	29	42	29	110
Total		1	3	6	30	63	232	434	430	1199

Tabelle 13: Sterbefälle an Hypertonie, Schweiz 1975
nach ICD und Alter

		9-14	15-19	20-29	30-39	40-49	50-59	60-69	70-79	80+	Total
400.0.0	M								1		1
	F										-
400.0.1	M										-
	F										-
400.1.0	M							5			5
	F								2	1	3
400.1.1	M										-
	F										-
400.2.0	M					1	1	5	1		8
	F						1	1	1		3
400.2.1	M						1				1
	F										-
400.3.0	M				2		2	1			5
	F							2	2	2	6
400.9.0	M			1	1	1	1	2			6
	F				1	1	2	2	3	2	11
400.9.1	M										-
	F									1	1
401.0.2	M					2	6	4	9	10	31
	F				1	1	1	8	24	25	60
401.0.3	M					1	6	22	13	4	46
	F					3	3	8	30	28	72
402.0.0	M				3	4	19	67	95	66	254
	F					4	17	64	161	197	443
402.0.1	M						4	14	43	43	104
	F						3	7	71	128	209
403	M	1		1	2	3	4	10	6	5	32
	F			2	2	3	10	14	21	6	58
404	M			1	2	3	6	18	13	7	50
	F					5	14	19	38	20	96
Total		1	-	5	14	32	101	273	534	545	1505

Tabelle 14: Sterbefälle an maligner Hypertonie ICD Nr. 400
Schweiz 1969 bis 1975

maligne Hypertonie	ICD Nr.		1969	1970	1971	1972	1973	1974	1975
ohne Angabe einer Organschädigung	400.00	M	4	-	1	-	1	2	1
		F	2	-	-	-	-	1	-
		Alle	6	-	1	-	1	3	1
	400.01	M	1	-	-	-	-	-	-
		F	2	1	-	-	-	-	-
		Alle	3	1	-	-	-	-	-
mit Herzerkrankung	400.10	M	4	3	1	6	3	1	5
		F	7	3	3	4	3	2	3
		Alle	11	6	4	10	6	3	8
	400.11	M	3	1	-	-	1	-	-
		F	-	2	-	3	3	-	-
		Alle	3	3	-	3	4	-	-
mit Gehirnläsion	400.20	M	4	4	6	2	5	3	8
		F	4	2	5	2	5	3	3
		Alle	8	6	11	4	10	6	11
	400.21	M	3	1	-	-	2	2	1
		F	-	-	-	1	1	1	-
		Alle	3	1	-	1	3	3	1
mit Nephropathie	400.30	M	4	9	9	9	5	3	5
		F	7	7	7	4	4	2	6
		Alle	11	16	16	13	9	5	11
mit maligner Organschädigung	400.90	M	1	5	1	2	6	7	6
		F	4	3	2	2	2	8	11
		Alle	5	8	3	4	8	15	17
	400.91	M	1	4	-	1	-	2	-
		F	2	3	1	-	2	-	1
		Alle	3	7	1	1	2	2	1
Maligne Hypertonie	400	M	25	27	18	20	23	20	26
		F	28	21	18	16	20	17	24
		Total	53	48	36	36	43	37	50

Tabelle 15: Sterbefälle an Hypertonie, ICD Nr. 400 - 404
Schweiz 1969 bis 1975

ICD Nr.		1969	1970	1971	1972	1973	1974	1975
400	Maligne Hypertonie	53	48	36	36	43	37	50
	Essentielle benigne Hypertonie							
401.02	ohne Herzerkrankung	178	81	86	62	80	54	91
401.03	mit Herzerkrankung	147	100	72	38	55	38	118
402.00	Hypertonie mit Arteriosklerose	672	554	543	563	549	579	697
402.01	Hypertonie ohne Arteriosklerose	285	288	279	260	266	238	313
403	Hypertonie mit Nephropathie	73	106	135	124	108	98	90
404	Hypertonie mit Nephropathie und Herzerkrankung	129	167	152	148	159	155	146
400-404	Alle Hypertonieformen*	1537	1344	1303	1231	1260	1199	1505

*) $r^2 = 0{,}06$, $a = 1401{,}14$, $b = -15{,}32$

Tabelle 16: Altersberichtigte Sterberaten für Hypertonie, Männer und Frauen
Schweizerische Nomenklatur der Todesursachen 1951 - 1968
Schweiz 1951 - 1968
Standardbevölkerung: Schweiz 1950

1951	45,35
1952	42,79
1953	50,03
1954	50,33
1955	46,73
1956	48,39
1957	55,08
1958	42,78
1959	33,62

1960	38,53
1961	35,15
1962	36,92
1963	35,99
1964	32,38
1965	32,78
1966	32,47
1967	31,84
1968	30,56

Tabelle 17: Altersberichtigte und rohe Sterberaten an Hypertonie ICD 400 - 404, Schweiz 1969 - 1975
Standardbevölkerung: Schweiz 1950

Jahr	Sterbefälle	Wohnbevölkerung	Sterberate	
			roh	altersberichtigt
1969	1537	6 104 100	25,17	21,27
1970	1344	6 168 700	21,78	18,29
1971	1303	6 204 800	20,99	17,41
1972	1231	6 253 300	19,68	16,01
1973	1260	6 310 200	19,96	15,84
1974	1199	6 350 000	18,88	14,52
1975	1505	6 375 500	23,61	17,86

Tabelle 18a: Altersspezifische Sterberate für Männer an Hypertonie

Schweizerische Todesnomenklaturperiode 1942 - 1950

Alter	1942	1943	1944	1945	1946	1947
< 20	-	-	-	-	-	-
20 - 29	0,30	-	-	0,31	-	0,29
30 - 39	-	0,29	1,46	0,88	1,41	0,57
40 - 49	5,67	5,90	7,14	8,32	10,27	13,89
50 - 59	22,72	24,84	36,45	36,43	54,89	48,12
60 - 69	66,76	56,48	78,12	78,17	121,21	132,49
70 - 79	103,71	107,53	131,12	147,73	244,14	262,67
80 +	107,53	160,46	229,27	180,96	258,27	299,92

Alter	1948	1949	1950
< 20	0,14	-	-
20 - 29	0,57	-	-
30 - 39	1,45	1,47	0,61
40 - 49	11,97	15,75	12,99
50 - 59	56,79	52,95	47,01
60 - 69	118,66	149,95	135,08
70 - 79	286,27	304,49	233,37
80 +	318,05	408,00	317,54

Tabelle 18b: Altersspezifische Sterberate für Frauen an Hypertonie
Schweizerische Todesnomenklaturperiode 1942 - 1950

Alter	1942	1943	1944	1945	1946	1947
< 20	-	-	-	-	-	-
20 - 29	-	-	-	-	0,6	-
30 - 39	1,38	0,83	1,10	1,94	0,88	1,49
40 - 49	9,09	9,55	11,53	11,33	7,82	10,53
50 - 59	34,34	45,85	36,90	44,02	34,00	41,92
60 - 69	84,86	80,49	93,98	113,11	93,23	85,47
70 - 79	118,00	236,75	179,00	182,57	172,11	153,09
80 +	149,07	194,27	201,13	251,32	168,03	216,32

Alter	1948	1949	1950
< 20	-	-	-
20 - 29	0,59	0,29	0,82
30 - 39	2,11	0,61	1,18
40 - 49	11,88	11,04	11,41
50 - 59	46,15	52,92	62,60
60 - 69	102,48	113,23	158,61
70 - 79	188,66	214,97	329,96
80 +	272,55	227,30	425,56

Tabelle 19a: Altersspezifische Sterberate an Hypertonie, Männer und Frauen

Schweizerische Todesnomenklaturperiode 1951-1968

Schweiz 1951 bis 1968

Alter	1951	1952	1953	1954	1955	1956
< 20	-	0,07	-	0,13	-	0,06
20-29	-	0,14	0,14	0,14	0,27	-
30-39	1,05	1,19	1,93	1,77	1,61	2,31
40-49	16,56	13,93	14,01	13,11	12,67	14,95
50-59	57,58	56,68	69,88	60,82	56,57	55,41
60-69	169,22	162,01	176,81	185,5	171,67	171,41
70-79	364,92	337,64	411,69	417,88	391,69	415,11
85+	474,45	449,38	536,38	576,55	518,75	546,81

Alter	1957	1958	1959	1960	1961
< 20	0,06	0,12	0,06	0,06	-
20-29	0,53	0,26	0,26	-	0,26
30-39	1,84	1,40	2,07	1,09	0,95
40-49	13,53	10,32	10,18	9,25	9,56
50-59	64,44	52,99	48,14	44,17	45,11
60-69	190,92	161,41	135,33	138,15	107,75
70-79	485,87	338,73	316,67	309,85	309,76
85+	631,43	526,53	47,67	548,63	457,73

Tabelle 19a: (Fortsetzung)

Alter	1962	1963	1964	1965	1966	1967	1968
<20	-	0,05	0,05	-	-	0,05	-
20-29	0,37	0,12	0,23	0,22	0,59	0,10	0,10
30-39	1,06	1,44	1,29	1,15	0,88	1,49	0,86
40-49	7,95	8,35	8,27	6,45	6,49	8,77	8,16
50-59	40,89	39,05	33,91	35,40	36,42	34,25	34,10
60-69	131,54	123,30	115,72	114,68	110,32	107,81	97,18
70-79	309,92	306,76	269,11	274,66	282,95	266,30	265,10
80+	502,31	502,81	446,53	478,68	437,04	456,94	444,55

Tabelle 19b: Altersspezifische Sterberate an Hypertonie, Schweiz 1951 - 1968, Männer

Schweizerische Todesnomenklaturperiode 1951 - 1968

Alter	1951	1952	1953	1954	1955	1956	1957	1958	1959
< 20	-	0,13	-	0,13	-	-	-	0,12	0,12
20 - 29	-	0,29	-	-	-	-	0,81	-	0,26
30 - 39	1,23	0,91	1,21	1,50	1,79	2,93	2,03	2,00	1,69
40 - 49	15,59	11,04	11,56	13,27	10,59	14,23	11,37	10,60	10,44
50 - 59	60,20	48,19	66,34	56,04	52,24	51,42	63,10	57,24	41,85
60 - 69	151,53	153,14	180,59	172,05	162,09	160,11	163,06	157,46	121,40
70 - 79	302,25	253,68	355,30	334,34	293,65	310,72	398,83	270,01	246,21
80+	352,66	342,72	495,50	487,07	347,10	476,38	481,06	376,82	317,24

Alter	1960	1961	1962	1963	1964	1965	1966	1967	1968
< 20	-	-	-	-	-	-	-	-	-
20 - 29	-	0,51	0,25	0,24	0,23	0,44	0,43	0,21	0,21
30 - 39	1,68	1,12	1,10	2,41	1,32	1,29	1,53	0,75	0,98
40 - 49	9,94	9,01	9,51	10,37	8,76	6,01	8,52	10,17	9,93
50 - 59	44,83	46,70	46,73	44,77	34,11	38,55	40,63	40,97	42,11
60 - 69	133,92	132,50	113,97	113,13	120,89	121,04	111,91	118,52	104,75
70 - 79	236,23	236,33	234,10	259,23	215,49	232,98	232,02	221,57	222,31
80+	426,67	352,75	337,46	359,52	326,41	358,38	256,41	306,41	324,32

Tabelle 19c: Altersspezifische Sterberate an Hypertonie, Schweiz 1951 - 1968, Frauen
Schweizerische Todesnomenklaturperiode 1951 - 1968

Alter	1951	1952	1953	1954	1955	1956	1957	1958	1959
< 20	-	-	-	0,13	-	0,13	0,13	0,13	-
20 - 29	-	-	0,27	0,27	0,53	-	0,26	0,51	0,26
30 - 39	0,89	1,47	2,63	2,03	1,44	1,70	1,67	0,82	2,42
40 - 49	17,45	16,62	16,30	12,97	14,62	15,63	15,56	10,05	9,94
50 - 59	55,33	63,97	72,93	64,97	60,35	58,91	65,62	49,22	53,74
60 - 69	183,66	169,22	173,75	196,32	179,34	180,45	213,11	164,55	146,34
70 - 79	411,25	399,38	453,10	479,22	463,60	491,37	549,19	388,42	367,49
80+	548,39	514,29	560,98	630,89	623,12	625,30	722,48	616,56	572,61

Alter	1960	1961	1962	1963	1964	1965	1966	1967	1968
< 20	0,12	-	-	0,11	0,10	-	-	0,11	-
20 - 29	0,26	-	0,50	-	0,23	-	0,22	-	-
30 - 39	0,53	0,79	1,04	0,51	1,27	1,01	0,25	1,49	0,74
40 - 49	8,60	10,08	6,45	6,42	7,81	6,88	4,79	7,44	6,74
50 - 59	43,58	43,70	35,52	33,88	33,73	32,53	32,87	28,08	26,73
60 - 69	142,13	118,90	145,38	131,33	111,62	109,62	109,04	99,24	91,09
70 - 79	362,48	361,79	363,17	339,80	305,86	303,03	317,29	296,40	293,73
80+	621,51	520,23	600,37	587,81	517,54	548,99	540,98	542,99	513,10

Tabelle 20a: Altersspezifische Sterberaten an Hypertonie, ICD 400 - 404, Männer und Frauen Schweiz 1969 - 1975

Alter	Altersspezifische Sterberaten pro 100 000						
	1969	1970	1971	1972	1973	1974	1975
< 20	0,10	0,10	0,10	0,21	-	0,05	0,05
20-29	0,20	0,30	-	0,30	0,10	0,30	0,50
30-39	1,09	1,07	1,17	0,69	1,46	0,67	1,53
40-49	6,89	5,16	4,74	5,24	3,24	3,87	4,10
50-59	18,02	16,02	16,72	14,55	13,72	9,66	15,38
60-69	67,54	47,37	49,92	40,57	40,20	39,05	45,71
70-79	183,41	152,28	136,36	129,57	136,04	118,55	141,68
80+	382,55	395,52	366,45	352,42	346,61	349,03	425,45

Tabelle 20b: Altersspezifische Sterberaten an Hypertonie, ICD 400 - 404, Männer Schweiz 1969 - 1975

Alter	1969	1970	1971	1972	1973	1974	1975
< 20	0,10	0,10	0,10	0,20	-	-	0,10
20-29	0,40	0,20	-	0,20	0,40	0,20	0,60
30-39	0,72	0,70	1,62	0,45	1,60	0,74	2,14
40-49	5,50	4,88	3,26	4,82	2,38	3,94	3,89
50-59	17,45	15,98	13,59	17,61	16,57	10,15	15,77
60-69	74,60	43,36	56,34	39,18	39,10	42,05	54,67
70-79	140,35	111,37	96,31	99,20	110,95	99,59	120,59
80+	260,64	233,60	260,98	222,22	222,50	174,53	309,63

Tabelle 20c: Altersspezifische Sterberaten an Hypertonie, ICD 400 - 404, Frauen Schweiz 1969 - 1975

Alter	1969	1970	1971	1972	1973	1974	1975
< 20	0,11	0,11	0,11	0,21	-	0,10	0,10
20-29	-	0,40	-	0,40	-	0,40	0,40
30-39	1,46	1,44	0,71	0,94	1,37	0,68	0,89
40-49	8,17	5,43	6,71	5,64	4,07	3,81	4,30
50-59	18,55	16,06	19,64	11,68	11,05	9,20	15,02
60-69	61,84	50,62	44,69	41,70	41,11	36,57	38,28
70-79	211,95	179,40	162,78	149,30	152,56	135,15	235,45
80+	451,27	484,81	423,94	422,19	412,45	440,59	644,97

Tabelle 21: Erwartete und eingetroffene Sterbefälle an Hypertonie nach Geschlecht anhand altersspezifischer Sterberaten von 1951 als Standardraten

Schweiz 1951 bis 1968

Jahr	Sterbefälle Männer				Sterbefälle Frauen				Differenz Sterbefälle Männer und Frauen	
	erwartete	eingetroffene	Differenz -	Differenz +	erwartete	eingetroffene	Differenz -	Differenz +		
1951		825				1324				
1952	839	749	90		1351	1318	33		-123	
1953	858	995		137	1385	1480		95		+232
1954	874	957		83	1413	1585		172		+255
1955	891	863	28		1444	1546		102		+ 74
1956	907	939		32	1474	1620		146		+178
1957	923	1078		155	1505	1878		373		+528
1958	938	902	36		1539	1447	92		-128	
1959	959	762	197		1576	1406	170		-367	
1960	977	829	148		1615	1403	212		-360	
1961	993	821	172		1650	1324	326		-498	
1962	1014	793	221		1696	1441	255		-476	
1963	1034	842	192		1732	1381	351		-543	
1964	1048	768	280		1768	1266	502		-782	
1965	1068	821	247		1811	1296	515		-762	
1966	1085	792	293		1848	1334	514		-807	
1967	1104	833	271		1886	1298	588		-859	
1968	1134	823	311		1931	1269	662		-973	

Tabelle 22: Erwartete und eingetroffene Sterbefälle an Hypertonie, ICD 400-404, anhand altersspezifischer Sterberaten 1969 als Standard mit Bevölkerung 1969 als Standardpopulation, Schweiz 1969 - 1974

Alter	1969			1970			1971		
	Bevölkerung	Sterbefälle	Sterberate pro 100'000	Bevölkerung	Sterbefälle erwartete	Sterbefälle eingetretene	Bevölkerung	Sterbefälle erwartete	Sterbefälle eingetretene
< 20	1'921'000	2	0,10	1'918'800	2	2	1'920'600	2	
20-29	988'300	2	0,20	1'010'500	2	3	1'005'800	2	
30-39	827'900	9	1,09	843'400	9	9	853'300	9	
40-49	740'100	51	6,89	755'500	52	39	760'100	52	
50-59	643'800	116	18,02	636'800	115	102	640'000	115	
60-69	564'100	381	67,54	572'100	386	271	580'900	392	
70-79	314'600	577	183,41	324'400	595	494	334'400	613	
80+	104'300	399	382,55	107'200	410	424	109'700	420	
Total	6'104'100	1537	25,18 (roh)	6'168'700	1571	1344	6'204'800	1605	1303
Standard mortality ratio SMR					$\frac{1344}{1571}$ =	0,85		$\frac{1303}{1605}$ =	0,81

Tabelle 22: (Fortsetzung)

Alter	1972			1973			1974		
		Sterbefälle			Sterbefälle			Sterbefälle	
	Bevölkerung	erwartete	eingetretene	Bevölkerung	erwartete	eingetretene	Bevölkerung	erwartete	eingetretene
< 20	1'925'900	2		1'932'000	2		1'925'100	2	
20-29	1'005'200	2		1'004'700	2		1'012'600	2	
30-39	868'900	9		889'500	10		901'500	10	
40-49	764'000	53		771'300	53		775'100	53	
50-59	646'200	116		648'700	117		652'300	118	
60-69	584'200	395		589'500	398		594'100	401	
70-79	345'400	634		356'500	654		366'100	672	
80+	113'500	434		118'000	451		123'200	471	
Total	6'253'300	1645	1231	6'310'200	1687	1260	6'350'000	1729	1199
Standard mortality ratio SMR		$\frac{1231}{1645}$ =	<u>0,75</u>		$\frac{1260}{1687}$ =	<u>0,75</u>		$\frac{1199}{1729}$ =	<u>0,69</u>

Tabelle 23: Erwartete und eingetroffene Sterbefälle an Hypertonie, ICD 400 - 404, anhand alterspezifischer Sterberaten 1969 als Standard, mit Bevölkerung 1969 als Standardpopulation, Männer

Schweiz 1969 - 1975

Alter	1969			1970			
	Bevölkerung	Sterbefälle	Sterberate pro 10 000	Bevölkerung	Sterbefälle erwartete	Sterbefälle eingetretene	Sterberate
> 20	978 200	1	0,10	978 100	1	1	0,10
20 - 29	500 300	2	0,40	510 000	2	1	0,20
30 - 39	417 300	3	0,72	427 100	3	3	0,70
40 - 49	360 700	20	5,50	368 700	20	18	4,88
50 - 59	309 500	54	17,45	306 700	53	49	15,98
60 - 69	252 000	188	74,60	256 000	191	111	43,36
70 - 79	125 400	176	140,35	129 300	181	144	111,37
80+	37 600	98	260,64	38 100	99	89	233,60
Total	2 981 000	540	18,18	3 014 000	550	416	13,80
Standard mortality ratio SMR					$\frac{416}{550} = 0,76$		

Tabelle 23: (Fortsetzung)

Alter	1971				1972			
		Sterbefälle				Sterbefälle		
	Bevölkerung	erwartete	eingetretene	Sterberate	Bevölkerung	erwartete	eingetretene	Sterberate
< 20	980 300	1	1	0,10	983 100	1	2	0,20
20 - 29	505 400	2	0	0	506 400	2	1	0,20
30 - 39	432 800	3	7	1,62	441 600	3	2	0,45
40 - 49	370 900	20	12	3,26	373 700	20	18	4,82
50 - 59	309 000	54	42	13,59	312 400	54	55	17,61
60 - 69	260 900	195	147	56,34	262 900	196	103	39,18
70 - 79	132 900	187	128	96,31	137 100	192	136	99,20
80+	38 700	101	101	260,98	39 600	103	88	222,22
Total	3 030 900	563	438	14,45	3 056 800	571	405	13,25
Standard mortality ratio SMR	$\frac{438}{563} = 0,78$				$\frac{405}{571} = 0,70$			

Tabelle 23: (Forsetzung)

Alter	1973				1974			
		Sterbefälle				Sterbefälle		
	Bevölkerung	erwartete	eingetretene	Sterberate	Bevölkerung	erwartete	eingetretene	Sterberate
< 20	985 800	1	0	0	982 100	1	0	0
20 - 29	506 000	2	2	0,40	506 300	2	1	0,20
30 - 39	452 900	3	7	1,60	406 700	3	3	0,74
40 - 49	378 200	20	9	2,38	381 200	20	15	3,94
50 - 59	313 800	54	52	16,57	315 400	55	32	10,15
60 - 69	266 000	198	104	39,10	268 700	200	113	42,05
70 - 79	141 500	198	157	110,95	145 600	204	145	99,59
80+	40 900	107	91	222,50	42 400	111	74	174,53
Total	3 085 100	583	422	13,68	3 102 400	596	383	12,36
Standard mortality ratio SMR			$\frac{422}{583} = 0,72$				$\frac{383}{596} = 0,64$	

Tabelle 23: (Fortsetzung)

Alter	1975			
		Sterbefälle		
	Bevölkerung	erwartete	eingetretene	Sterberate
< 20	977 300	1	1	0,10
20 - 29	499 800	2	3	0,60
30 - 39	467 900	3	10	2,14
40 - 49	385 400	21	15	3,89
50 - 59	317 000	55	50	15,77
60 - 69	270 700	202	148	54,67
70 - 79	150 100	211	181	120,59
80+	43 600	114	135	309,63
Total	3 111 800	609	543	17,45
Standard mortality ratio SMR			$\frac{543}{609} = 0,90$	

Tabelle 24: Erwartete und eingetroffene Sterbefälle an Hypertonie, ICD 400 - 404, anhand altersspezifischer Sterberaten 1969 als Standard, mit Bevölkerung 1969 als Standardpopulation, Frauen Schweiz 1969 - 1975

Alter	1969			1970			
	Bevölkerung	Sterbefälle	Sterberate pro 10 000	Bevölkerung	Sterbefälle erwartete	Sterbefälle eingetretene	Sterberate
> 20	942 800	1	0,11	940 700	0	1	0,11
20 - 29	488 000	0	0	500 500	0	2	0,40
30 - 39	410 600	6	1,46	416 300	6	6	1,44
40 - 49	379 400	31	8,17	386 800	31	21	5,43
50 - 59	334 300	62	18,55	330 100	61	53	16,06
60 - 69	312 100	193	61,84	316 100	195	160	50,62
70 - 79	189 200	401	211,95	195 100	414	350	179,40
80+	66 700	301	451,27	69 100	312	335	484,81
Total	3 123 100	995	31,86	3 154 700	1019	928	29,42
Standard mortality ratio SMR				$\frac{928}{1019} = 0,91$			

Tabelle 24: (Fortsetzung)

Alter	1971				1972			
		Sterbefälle				Sterbefälle		
	Bevölkerung	erwartete	eingetretene	Sterberate	Bevölkerung	erwartete	eingetretene	Sterberate
≻ 20	940 300	1	1	0,11	942 800	1	2	0,21
20 - 29	500 400	0	0	0	498 800	0	2	0,40
30 - 39	420 500	6	3	0,71	427 300	6	4	0,94
40 - 49	389 200	31	24	6,17	390 300	31	22	5,64
50 - 59	331 000	61	65	19,64	333 800	61	39	11,68
60 - 69	320 000	198	143	44,69	321 300	199	134	41,70
70 - 79	201 500	427	328	162,78	208 300	441	311	149,30
80+	71 000	320	301	423,94	73 900	333	312	422,19
Total	3 173 900	1044	865	27,29	3 196 500	1073	826	25,84
Standard mortality ratio SMR	$\frac{865}{1044} = 0{,}82$				$\frac{826}{1018} = 0{,}77$			

Tabelle 24: (Fortsetzung)

Alter	1973				1974			
		Sterbefälle				Sterbefälle		
	Bevölkerung	erwartete	eingetretene	Sterberate	Bevölkerung	erwartete	eingetretene	Sterberate
> 20	946 200	1	0	0	943 000	1	1	0,10
20 - 29	498 700	0	0	0	506 300	0	2	0,40
30 - 39	436 600	6	6	1,37	440 800	6	3	0,68
40 - 49	393 100	32	16	4,07	393 900	32	15	3,81
50 - 59	334 900	62	37	11,05	336 900	62	31	9,20
60 - 69	323 500	200	133	41,11	325 400	201	119	36,57
70 - 79	215 000	456	328	152,56	220 500	467	289	135,15
80+	77 100	348	318	412,45	80 800	365	356	440,59
Total	3 225 100	1105	838	25,98	3 247 600	1134	816	25,13
Standard mortality ratio SMR	$\frac{838}{1105} = 0,75$				$\frac{816}{1134} = 0,72$			

Tabelle 24: (Fortsetzung)

Alter	1975			
		Sterbefälle		
	Bevölkerung	erwartete	eingetretene	Sterberate
> 20	937 500	1	0	0,10
20 - 29	504 600	(2)*	2	0,40
30 - 39	448 500	7	4	0,89
40 - 49	395 700	32	17	4,30
50 - 59	339 600	63	51	15,02
60 - 69	326 500	202	125	38,28
70 - 79	226 800	481	353	235,45
80+	84 500	381	410	644,97
Total	3 263 700	1169	962	29,48
Standard mortality ratio SMR	$\frac{962}{1169} = 0{,}82$			

*) mit Sterberate 1970
in 1969: 0

Tabelle 25: Anzahl Konsultationen bei praktizierenden Aerzten
Essentielle Hypertonie ICD 401
Schweiz 1970/71 bis 1974/75
Institut für Medizinische Statistik IMS Zug

Essentielle Hypertonie ICD 401	1970/71	1971/72	1972/73	1973/74	1974/75
Anzahl Konsultationen	2 002 000	2 015 000	2 019 000	2 264 000	2 239 000
davon 1. Konsultation	11,2 %	12,1 %	12,2 %	11,6 %	9,5 %

Tabelle 26: Umsatz von Antihypertonika in der Schweiz (in 1 000 SFr.)**

		1965	1966	1967	1968	1969	1970	1971	1972	1973	1974	1975 *
Apotheken	Rauwolfia 21A	314,9	286,1	256,9	252,4	243,3	242,2	233,7	234,4	199,6	190,7	
	Rauwolfia Komb. 21B	2663,5	2976,9	3312,7	3583,7	4430,7	4952,3	5836,2	6519,9	7325,3	8186,8	
	Sonstige Antihyp. 21C	1381,4	1777,5	1757,0	2033,2	1916,9	2102,7	2650,5	3033,4	3647,0	3935,1	12 648,0
		4359,8	5040,5	5326,6	5869,3	6590,9	7297,2	8720,4	9787,7	11171,9	12312,6	12 648,0
Spitäler	Rauwolfia 21A	Panels nicht vorhanden					29,7	25,6	20,5	23,8	17,5	
	Rauwolfia Komb. 21B						122,0	114,5	125,1	124,9	158,4	
	sonstige Antihyp. 21C						186,0	193,2	202,7	263,1	290,0	494,7
							7634,9	9053,7	10136,0	11583,7	12778,5	13 142,7
Selbst disp. Aerzte	Rauwolfia 21A	Panels nicht vorhanden							17,8	16,8	9,8	
	Rauwolfia Komb. 21B								2360,5	2767,9	2928,0	
	sonstige Antihyp. 21C								1006,8	1024,1	1161,4	5 285,6
									13521,1	15392,5	16867,7	18 428,3

*) 1975 sind die Indikationsgruppen so verändert worden, dass sie nur noch im Total mit den alten vergleichbar sind.

**) Zusammenstellung von Dr. R. Bucher, Pharmazeutika Marktforschung, Hoffmann-La Roche AG, Basel

Tabelle 27: Essentielle Hypertonie ICD 401

Anzahl Konsultationen bei praktizierenden Aerzten und medikamentöse Verschreibungen

Institut für Medizinische Statistik, IMS Zug

Essentielle Hypertonie ICD 401		70/71	71/72	72/73	73/74	74/75
Anzahl	Konsultationen	2'002'000	2'015'000	2'019'000	2'264'000	2'239'000
	davon 1. Konsultation	11,2%	12,1%	12,2%	11,6%	9,5%
ohne medikamentöse Behandlung		13,2%	17,6%	18,9%	18,6%	23,0%
Anzahl	Medikamenten-Verordnungen	2'134'000	2'061'000	2'048'000	2'183'000	2'115'000
21B	Rauwolfia Komb.	63,3%	63,2%	59,4%	64,6%	60,9%
21C	sonstige Antihypertonica	10,6%	11,1%	12,8%	11,1%	10,4%
27	Diuretica	7,4%	6,4%	8,3%	8,9%	9,5%
21E	periph. Vasodilatatoren	3,0%	2,9%	2,6%	2,2%	1,9%
21A	reine Rauwolfia	2,8%	2,0%	1,3%	2,0%	1,3%
21F	Herzglycoside	2,4%	2,6%	2,8%	1,0%	2,2%
21D	Coronarspasmolytica	1,4%	1,3%	---	1,2%	---
21I	übrige Herzmittel	0,8%	---	---	---	---
17C	übrige Tranquillizers	2,8%	2,7%	2,1%	1,2%	1,5%
21K	Betablocker	---	---	---	0,9%	4,1%

Tabelle 28: Umsatz von Antihypertonika in der Schweiz (in 1 000 Einheiten)**

		1965	1966	1967	1968	1969	1970	1971	1972	1973	1974	1975*
	Rauwolfia 21A	107,8	87,7	84,3	79,2	67,6	63,8	60,2	61,4	51,5	47,9	
Apotheken	Rauwolfia Komb. 21B	467,9	471,1	552,9	554,2	622,1	611,3	668,4	715,0	735,9	768,4	
	Sonstige Antihyp. 21C	170,6	219,8	172,1	180,4	170,8	167,0	197,7	207,0	227,1	228,8	
		746,3	778,6	809,3	813,8	860,5	842,1	926,3	983,4	1014,5	1045,1	1006,4
	Rauwolfia 21A	Panels nicht vorhanden					4,5	4,5	4,1	4,4	4,3	
Spitäler	Rauwolfia Komb. 21B						8,1	6,5	7,0	6,9	7,4	
	Sonstige Antihyp. 21C						7,4	8,6	8,5	8,7	10,6	22,3
							862,1	945,9	1003,0	1034,5	1067,4	1028,7
	Rauwolfia 21A	Panels nicht vorhanden							2,0	2,2	0,7	
Selbstdisp.	Rauwolfia Komb. 21B								81,8	87,6	104,2	
Aerzte	Sonstige Antihyp. 21C								18,7	19,1	18,5	163,6
									1105,5	1143,4	1190,8	1192,3

* 1975 sind die Indikationsgruppen so verändert worden, dass sie nur noch im Total mit den alten vergleichbar sind.

** Zusammenstellung von Dr. R. Bucher, Pharmazeutika Marktforschung, Hoffmann-La Roche AG, Basel.

Tabelle 29: Rohe Mortalität an Apoplexie und Herzinfarkt

Schweiz 1951 - 1968

Schweizerische Nomenklatur der Todesursachen 1951, Nr. 300 - 304 und Nr. 416

Nr. der Todesursachen	1951	1952	1953	1954	1955	1956	1957	1958	1959
300,300.1	6,6	6,0	5,9	5,8	5,0	5,5	4,9	4,4	4,2
301,301.1	0,7	0,7	0,6	0,9	1,2	1,1	1,1	1,2	1,2
302,302.1	0,02	0,3	0,2	0,1	0,3	0,2	0,2	0,2	0,2
303,303.1	1,4	2,5	2,6	3,1	2,1	3,4	2,3	2,8	2,8
304,304.1	0,4	0,3	0,3	0,3	0,6	0,7	0,4	0,8	1,4
416	9,9	10,1	11,3	12,6	14,6	15,2	16,2	17,4	17,6

	1960	1961	1962	1963	1964	1965	1966	1967	1968
300,300.1	4,2	4,9	4,0	4,4	4,6	4,9	3,6	3,6	5,2
301,301.1	1,2	1,6	1,4	1,8	1,8	1,7	1,8	1,9	1,6
302,302.1	0,2	0,2	0,2	0,2	0,1	0,3	0,1	0,2	0,2
303,303.1	3,3	3,7	3,4	3,8	3,5	4,0	3,9	3,3	4,1
304,304.1	1,7	1,3	0,9	0,9	0,9	0,7	1,1	1,8	1,9
416	19,1	18,6	21,9	24,4	23,1	24,6	24,8	24,2	26,4

Tabelle 30: Rohe Mortalität an Apoplexie und Herzinfarkt

Schweiz 1969 - 1975, ICD 410 und 430 - 438

Nr. der Todesur-Sache	1969	1970	1971	1972	1973	1974	1975
410.0.0	0,4	0,2	0,1	0,6	0,06	0,03	0,02
.0.1	0,03	-	0,02	0,03	-	-	-
.9.0	16,9	19,5	19,8	21,6	21,1	20,9	21,7
.9.1	0,2	0,1	0,4	0,6	0,02	0,03	0,1
430.0.0	0,3	0,5	0,6	0,5	0,7	0,6	0,3
.0.1	0,07	0,05	0,06	0,05	0,06	0,05	0,05
.9.0	2,0	2,1	1,8	2,0	1,8	1,8	1,3
.9.1	0,2	0,2	0,1	0,2	0,2	0,1	0,05
431.0.0	3,6	4,2	4,2	4,1	4,3	4,1	4,6
.0.1	1,2	1,9	1,7	1,6	1,5	1,5	1,1
.9.0	4,9	4,8	5,1	4,9	4,7	4,8	4,7
.9.1	3,1	3,8	3,8	2,9	3,3	3,1	2,7
432.0.0	0,1	0,08	0,1	0,1	0,08	0,05	0,06
.0.1	0,07	0,1	0,03	0,05	0,08	0,03	0,02
.9.0	1,9	0,4	0,7	0,6	0,6	0,6	0,3
.9.1	0,4	0,3	0,5	0,3	0,2	0,3	0,2
433.0.0	0,1	0,4	0,4	0,4	0,4	0,3	0,2
.0.1	0,1	0,3	0,2	0,4	0,2	0,2	0,2
.9.0	1,6	2,4	2,9	2,1	2,0	1,8	1,9
.9.1	1,5	3,3	2,5	2,5	2,5	1,9	1,8
434.0.0	0,05	0,1	0,08	0,1	0,1	0,08	0,06
.0.1	0,07	0,05	0,08	0,03	0,05	0,02	0,02
.9.0	0,5	0,6	1,0	0,7	0,9	0,5	0,4
.9.1	0,3	0,2	0,3	0,1	0,3	0,3	0,2
435.0.0	0,02	-	-	0,02	0,02	0,02	0,02
.0.1	0,02	0,02	-	-	-	-	-
.9.0	0,02	0,02	0,02	0,02	0,03	-	0,02
.9.1	-	0,03	0,02	-	0,02	-	0,05
436.0.0	7,2	7,2	7,1	7,0	7,1	6,4	7,2
.0.1	6,5	5,7	5,1	5,2	5,4	4,7	4,4
.9.0	17,0	17,7	18,5	19,3	20,0	20,7	21,5
.9.1	24,1	26,6	26,6	26,6	26,7	26,1	24,0
437.0.0	-	-	-	0,1	-	0,05	0,08
.0.1	0,6	0,7	1,0	0,8	0,8	0,9	0,9
.9.0	0,3	0,02	0,1	0,3	0,2	0,3	0,2
.9.1	12,9	14,5	15,6	15,2	14,6	16,1	20,2
438.0.0	0,4	1,2	1,0	1,0	0,9	1,0	0,5
.0.1	0,8	1,0	0,9	0,8	0,7	0,7	0,5
.9.0	0,7	1,5	1,1	1,2	1.0	1,0	1,2
.9.1	6,8	4,1	4,1	4,7	4,4	4,0	3,2

Tabelle 31: Altersspezifische Mortalität an cerebrovaskulären Krankheiten (A 85)
Schweiz 1970 - 1974
Quelle: WHO Statistics Annual, Vol. I, Geneva, 1970 - 1977

Altersgruppe	1970	1971	1972	1973	1974
35 - 44	6,1	4,1	6,5	5,7	5,9
45 - 54	20,3	21,3	18,5	19,3	18,4
55 - 64	69,0	75,0	69,9	70,9	69,4
65 - 74	366,1	362,7	348,1	330,8	318,3
75 +	1654,6	1720,7	1679,6	1662,6	1589,7
Alle	105,8	106,6	105,5	105,6	103,8

Literaturverzeichnis

Arterial Hypertension and Ischaemic Heart Disease. Preventive Aspects. WHO Technical Report Series No. 231 (1962) Geneva.

Hypertension. A suitable case for treatment? Office of Health Economics (1971) London.

1. Metropolitan Life Insurance Co. (1969). Statist. Bull. 50 (Dec.) 1.

2. Kannel, W. B., Assessment of hypertension as a predictor of cardiovascular disease; the Framingham Study. In: Hypertension - its nature and treatment; an international symposium, Hrsg. Burgley D. M., Birdwood, G. F. B., Fryer, J. H., Taylor, S. H., CIBA Laboratories, Horsham, England (1975)

3. Veterans Administration Cooperative Study Group on antihypertensive Agents. Effects of Treatment on Morbidity in Hypertension. I Results in Patients with diastolic blood pressures averaging 115 through 129 mmHg. JAMA 202: 116 (1967).

4. -"-, II Results in patients with diastolic blood pressure averaging 90 through 114 mmHg. JAMA 213: 1143 (1970).

5. Cochrane, A. L., Effectiveness and Efficiency. The Nuffield Provincial Hospital Trust (1972).

6. Epstein, F. H., Epidemiologie der Hypertonie (Editorial). Schweiz. med. Wschr. 106: 97 (1976).

7. Schweizerische Nomenklatur der Todesursachen 1951 - 1968, Eidgenössisches Statistisches Amt, Bern (1952).

8. Internationale Klassifikation der Krankheiten und Todesursachen, Ergänzt für den schweizerischen Gebrauch ab 1969. (8. Revision), Eidgenössisches Statistisches Amt, Bern (1970).

9. Schweiz: Wohnbevölkerung 1951 - 1972, Eidgenössisches Statistisches Amt, Sektion "Bevölkerungsbewegung", Belege 72.06(2) Bern, Juni 1972.

10. Wohnbevölkerung der Schweiz nach Altersklassen und Geschlecht, Eidgenössisches Statistisches Amt, Bern, August 1973, August 1974, Juli 1975.

11. Escher, M., Heyden, S., Christeller, S., Gasser, J. P., Keller, H., Ramsler L., Gsell, O.: Hypertonie, Nikotinabusus, Hypercholesterinämie und Uebergewicht bei Schweizer Männern 1973, Schweiz. med. Wschr. 104: 1423 (1974).

12. Bühler, F. R., De Lèche, A. S., Schüler, G., Gutzwiller, F., Baumann, F., Schweizer, W., Das Hypertonieproblem in der Schweiz, Schweiz. med. Wschr. 106: 99 (1976).

13. Escher, M., Beyerle, F., Morbiditäts- und Mortalitätsstatistiken der Schweiz, Schriftenreihe des SKI, Band 2, Aarau 1975.

14. Strümpell, A., Seyfarth, C., Lehrbuch der speziellen Pathologie und Therapie der inneren Krankheiten, Vogel, Leipzig (1930).

15. Lambert, P. M., Hypertensive Disease, Study on Mortality, World Health Statistics Report 28: 401 - 411 (1975).

16. Bruppacher, R., in Vorbereitung.

17. Walker, W. J., Changing United States Life-style and declining vascular mortality: cause or coincidence? Editorial. NEJM 297: 163 - 165 (1977).

18. Wolff, H. P., Misere der Hochdruckerfassung, Therapiewoche, 26: 8, 1101 (1976).

19. Entmacher, P. S. Mortality trends from Hypertension, in: Zwölfter Internationaler Kongress für Lebensversicherungsmedizin München 1976. Hrsg. Raestrup, O., Verlag Versicherungswirtschaft, e.V., Karlsruhe (1976).

20. Wolff, H. P., Der Wandel klinischer Parameter der Hypertonie nach Einführung der antihypertensiven Therapie, in: Zwölfter Internationaler Kongress für Lebensversicherungsmedizin München 1976. Hrsg. Raestrup, O., Verlag Versicherungswirtschaft e.V., Karlsruhe (1976).

21. Mac Mahon, B., Pugh, T. F., Ibsen, J., Epidemiological Principles and Methods, Little Brown, Boston (1970).

Weitere Literaturangaben

Abelin, Th., Präventivmassnahmen in der Praxis: Die Früherkennung und -behandlung der Hypertonie. Praxis 62: 708 (1973).

Basile, T., Le principali caratteristiche della morbidità e della mortalità causate dell' ipertensione artēriosa nella Republica Socialista Romena, Minverva Medica 60: 2585 (1969).

Beaufils, P., L'abord ēpidēmiologique de l'hypertension arterielle, Coeur et Mēdecine Interne, Paris, 10: 403 (1971).

Bechgaard, P., Der Spontanverlauf der benignen Hypertonie. In: Bock, K. D., Cottier, P. (Edit.): Essentielle Hypertonie, Berlin, Springer, 219-234 (1960).

Belli, E., Pezzana, A., Indagine statistica sulla pressione arteriosa di 4.000 ultracinquantenni, Minerva Medica 60: 2615 (1969).

Bock, K. D., Spätresultate der Hypertoniebehandlung, Ther. Umschau 29: 392 (1972).

Böthig, S., Barth, W., Hutzelmann, H., Die Häufigkeit der Koronarkrankheit, der Hypertonie und der peripheren arteriellen Durchblutungsstörung bei 50- bis 54jährigen Männern einer grosstädtischen Population, Das Deutsche Gesundheitswesen 25: 1048 (1970).

Bolt, W., Bell, M. F., Harnes, J. R., A study of mortality in moderate and severe hypertension, Trans. Ass. Life Ins. Med. Div. Amer. 41: 61 (1957).

Boyle, E., Biological Patterns in Hypertension by Race, Sex, Body Weight, and Skin Color, JAMA 213: 1637 (1970).

Breckenridge, A., Dollery, C. T., Changing Pattern of Death in Hypertension, British Heart Journal 31: 387 (1969).

Breckenridge, A., Dollery, C. T., Parry, E. H. O., Prognosis of Treated Hypertension, Quarterly J. of Med., New Series, 39: 411 (1970).

Bühler, F. R., Dubach, U. C., Hypertonie: Abklärung, Behandlung. Ein Programm für die Praxis, Fortbildungstagung Universität Basel 18. 3. 1976. Hrsg. Ciba-Geigy AG, Basel (1976).

Bühler, F. R., Dubach, U. C., Hypertonieabklärung: Minimalprogramm und zweiter Blick. Editorial. Praxis 65: 1081 (1976).

Cagli, V., Colace, F., L'Ipertensione Arteriosa Nei Soggetti Di Etã Inferiore A 40 Anni, Policlinico, 77: 101 (1970).

Carldara, G., L'ipertensione arteriosa nei soggetti anziani, Minerva Cardiologica 18: 208 (1970).

Colandrea, M. A. et al, Systolic Hypertension in the Elderly, Circulation, 41: 239 (1970).

Cotrone, D., Fiumi, G., Epidemiologia della ipertensione arteriosa, Minerva Medica 60: 2594 (1969).

Deutscher, S., Robertson, W. B. C., Smith, A. P., Age and sex trends in ischaemic heart disease, cerebrovascular disease, hypertension, and diabetes, Brit. J. prev. soc. Med. 25: 84 (1971).

Distler, A., Medikamentöse Langzeittherapie der Hypertonie, Therapiewoche 23/12: 1012 (1973).

Duriez, R., Halpert, J., Bressac, F., L'hypertension arterielle de l'adulte jeune. Exploration systematique de 100 000 jeunes gens. Ann. Med. Intern. 125/10: 725 (1974).

Epstein, F. H., Coronary heart disease epidemiology revisited. Circulation 48: 185 (1973).

Epstein, F. H., Koronarkrankheit: Vorsorgeuntersuchungen und die vermutliche Wirksamkeit von Präventivmassnahmen in der schweizerischen Bevölkerung, Sozial- u. Präventivmedizin 20: 143 (1975).

Epstein, F. H., Die Epidemiologie des Hochdrucks, Verh. dtsch. Ges. inn. Med. 80: 36 (1975).

Epstein, F. H., Die Koronarkrankheit in der Schweiz: Möglichkeiten der Prophylaxe. Antrittsvorlesung 14. 2. 1976, Universität Zürich.

Epstein, F. H., Eckhoff, R. D., The Epidemiology of High Blood Pressure - Geographic Distributions and etiological Factors. In: Stamler, J., The Epidemiology of Hypertension, New York, Grune and Stratton, 155 - 166 (1967).

Fodor, J. G., Abbott, E. C., Rusted, I. E., An epidemiologic study of hypertension in Newfoundland. Canad. Med. Ass. J. 108: 1365 (1973).

Franco, P., Luise, A., Considerazioni sulla mortalità per ipertensione arteriosa nella provincia di Pescara nel decennio 1956 - 1966, Minerva Medica 60: 2589 (1969).

Frohlich, E. D., Hypertension 1973: Treatment: Why and How. Ann. Intern. Med. 78: 717 (1973).

Fry, J., Natural history of hypertension. A case for selective nontreatment, Lancet II/7878: 431 (1974).

García-Palmieri, M. R. et al, Risk Factors and Prevalence of Coronary Heart Disease in Porto Rico, Circulation 42: 541 (1970).

Gutzwiller, F., Bühler, F. R., Kamm, M., Oeffentliche Hypertonie-Erfassung und Problematik der individuellen Langzeitkontrolle. Schw. Med. Wschr. 48: 1687 (1976).

Gyntelberg, F., Screening for hypertension in an epidemiological study. Act. Med. Scand. 193: 393 (1973).

Haarhoff, K., Koronarsklerose, Hypertonie, Myokardinfarkt - Statistische Untersuchungen der Jahre 1935 und 1965. Beiträge zur pathologischen Anatomie, Stuttgart, 139: 170 (1969).

Halter, J., Die Prognose der behandelten Hypertonie, Praxis 63: 626 (1974).

Hames, C. G., Hypertension in general practice. Prev. Med. 3/3: 313 (1974).

Hansson, L., Julius, S., Sannerstedt, R., Latent Hypertension. Lakartidningen 69/36: 4011 (1972).

Hany, A., Nager, F., Schaub, F., Die Prognose der behandelten malignen Hypertonie. Dtsch. med. Wschr. 90: 18 (1965).

Heyden, S., Risikofaktoren für das Herz. Ergebnisse und Konsequenzen der post-Framingham-Studien. Studienreihe Boehringer Mannheim (1974).

Heyden, S., Risikofaktor Hypertonie. Beiträge zur Epidemiologie und Therapie der Hypertonie. Studienreihe Boehringer Mannheim (1975).

Hood, B., Oerndahl, G., Björk, S., Survial and mortality in maglinant (grade IV) and grade III hypertension. Acta Medica Scandinavica 187: 291 (1970).

Howard, J., Holman, B. L., The Effects of Race and Occupation on Hypertension Mortality, Milbank Memorial Fund Quarterly, New York, 48: 263 (1970).

Hypertension up to date, Lancet II/7835: 951 (1973).

Jackson, G., Pierscianowski, T. A., Mahon, W., Inappropriate Antihypertensive Therapy in the Elderly. Lancet II/1317: (1976).

Jouve, A., Sommer, A., Epidémiologie de l'hypertension arterielle, Bordeaux Médical 4: 1735 (1971).

Kangrga, R., Frequency of hypertensive cardiac disease in arterial hypertension from 1957 - 1968, Srpski Arhiv za Celokupno Lekarstvo, Belgrad, 98: 979 (1970).

Kannel, W. B., Dawber, T. R., Hypertension as an ingredient of a cardiovascular risk profile. Brit. J. Hosp. Med. 508 (1974).

Knappe, J. et al, Die Häufigkeit der Hypertonie bei 50- bis 54jährigen Männern im Stadtbezirk Erfurt-Süd. Deutsches Gesundheitswesen 25: 1310 (1970).

Knappe, J. et al, Epidemiologische Untersuchungen zur Prävalenz der Hypertonie in Abhängigkeit von sogenannten Risikofaktoren. Das Deutsche Gesundheitswesen 26: 2212 (1971).

Knappe, J., Knappe, G., Erfassung und Betreuung der Hypertonie Frühstadien als Aufgabe der Präventivkardiologie. Z. Ges. Inn. Med. 28/14: 222 (1973).

Lew, E. A., Blood pressure and mortality - Life Insurance experience. In: Stamler, J., The Epidemiology of Hypertension, New York, Grune and Stratton, 392 - 397 (1967).

Lew, E. A., High blood pressure, other risk factors and longevity. The Insurance view point. Amer. J. Med. 55: 281 (1973).

Mathisen, H. S. et al, The prognosis in long term treated and "untreated" essential hypertension. Acta Med. Scand. 185: 253 - 258 (1969).

Maxwell, M. H. et al, Cooperative study of renovascular hypertension. Demographic Analysis of the study. JAMA 220: 1194 (1972).

Miall, W. E., Chinn, S., Screening for hypertension: Some epidemiological observations. Brit. Med. J. 3/5931: 595 (1974).

Moeller, J., Die Epidemiologie der essentiellen Hypertonie. Medizinische Klinik 65: 811 (1970).

Morbidity and mortality in mild essential hypertension. USPHS hospitals cooperative study group. Circulat. Res. 31/Sup. II: 110 (1972).

Morton, W. E., Geographic Pattern of Hypertension in Colorado. Archives of Environmental Health 20: 690 (1970).

Mulli, J. C., Weber, I., Fabre, J., Epidémiologie de l'hypertension. Schw. Med. Wschr. 103: 1663 (1973).

Nager, F., Die Pharmakotherapie der Hypertonie. Praxis 63: 618 (1974).

Occelli, R., Aspects statistique, économique et social de la maladie hypertensive en France. Thèse, Université de Paris, Panthéon Sorbonne (1975).

Paul, O., The natural History of Hypertension. In: Stamler, J., The Epidemiology of Hypertension, New York, Grune and Stratton, 365 - 374 (1967).

Paul, O., Risks of mild hypertension: a ten-year report. British Heart J. 33 (Suppl.): 116 (1971).

Peart, W. S., The problems of morbidity and therapy in borderline hypertension, Schw. Med. Wschr. 106: 1706 (1976).

Perry, H. M., Schroeder, H. A. et al, Studies on the control of hypertension VIII. Mortality, morbidity and remissions during twelfe years of intensive therapy. Circulation 33: 958 (1966).

Perry, M., Wessler, S., Avioli, L., Survival of treated hypertensive patients, JAMA 210: 890 (1969).

Pickering, G., Hypertension, definitions, natural histories and consequences. Amer. J. Med. 52: 570 (1972).

Reduced mortality from hypertension. Statist. Bull. Metrop. Life Insur. Co. 53/5: 6 (1972).

Reubi, F., Die praktische Durchführung der medikamentösen Hypertoniebehandlung. Ther. Umschau 33: 355 (1976).

Reubi, F., Schweizerische Vereinigung gegen den hohen Blutdruck. Schw. Med. Wschr. 106: 1807 (1976).

Rhomberg, F. H., Essentielle Hypertonie, Huber, Bern (1973).

Robinson, S. K., Identification of mild hypertension and some risk factors that influence prognosis. J. Amer. Geriat. Soc. 21/8: 379 (1973).

Rossi, G. et al, Analisi statistica sulla sopravivenza di pazienti affetti da ipertensione arteriosa. Bolletino della Societa Italiana di Cardiologia, Roma 13: 473 (1968).

Schär, M., Epidemiologie der Hypertonie, Praxis 63/19: 574 (1974).

Schweizer, W., Burkart, F., Creux, G., Widmer, L. K., Ueber die Häufigkeit der arteriellen Hypertonie und der coronaren Herzkrankheit bei Berufstätigen. Schw. Med. Wschr. 98: 869 (1968).

Shaper, A. G., Cardiovascular Disease in the Tropics. III, Blood Pressure. British Medical Journal, III: 805 (1972).

Shkhvatsabaya, I. K., Metelitsa, V. I., An epidemiological approach in the study of arteriosclerosis, cardiac ischemia and arterial hypertension. Kardiologija Moskva 11: 5 (1971).

Sive, P. H. et al, Distribution and Multiple Regression Analysis of Blood Pressure in 10 000 Israeli Men. American Journal of Epidemiology 93: 317 (1971).

Slab, Y. A. et al, Prevalence of Hypertension and Blood Pressure Changes after 5 years as related to Atherosclerosis in a Rural Population. Sbornik Lekarsky, Prag 72: 124 (1970).

Smirk, F. H., The prognosis of untreated and of treated hypertension and advantages of early treatment. Amer. Heart J. 83: 825 (1972).

Stokes, J. B., Payne, G. H., Cooper, Th., Hypertension Control - the challenge of patient education. N. E. J. M. 289: 1369 (1973).

Stuart, K. L., Desai. P., Lalsingh, A., Approach to assessment of risk factors in mild hypertension. Brit. Med. J. II: 195 (1974).

Teichmann, G., Blumenthal-Barby, B. K., Kaeding, A., Bellin, H., Zur sozialen Betreuung der Hypertonie, Z. Ges. Hyg. 19/8: 613 (1973).

Thygesen, K., Harvald, B., Prognosis in arterial hypertension under treatment with antihypertensiva drugs. Ugeskr. Laeg. 137: 241 (1975).

Veterans Administration Cooperative Study Group on antihypertensive Agents. Effects of Treatment on Morbidity in Hypertension. I Results in Patients with diastolic blood pressures averaging 115 through 129 mmHg. JAMA 202: 116 (1967).

- Effects of Treatment on Morbidity in Hypertension. II Results in patients with diastolic blood pressure averaging 90 through 114 mmHg. JAMA 213: 1143 (1970).

- Effects of Treatment on Morbidity in Hypertension. III Influence of age, diastolic pressure, and prior cardiovascular disease; further analysis of side effects. Circulation 45: 991 (1972).

Voigt, D., Brüschke, G., Hypertonie im höheren Lebensalter. Bedeutung - Ursachen - Behandlungsindikationen. Das Deutsche Gesundheitswesen 24: 2453 (1969).

When and Where should Hypertension be treated? Editorial. Brit. Med. J. II/5804: 1 (1972).